U0258297

春潮NOV+

回到
分　歧　的
路口

「7 天生活处方」系列——

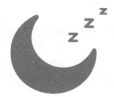

睡眠七处方

七天得到更好的放松、休息与修复

[美]

艾瑞克·帕瑟

著

刘勇军

译

THE SLEEP PRESCRIPTION

SEVEN DAYS TO UNLOCKING YOUR BEST REST

中信出版集团 | 北京

图书在版编目（CIP）数据

睡眠七处方：七天得到更好的放松、休息与修复/（美）艾瑞克·帕瑟著；刘勇军译 . -- 北京：中信出版社，2024.4
（7 天生活处方）
书名原文：The Sleep Prescription：Seven Days to Unlocking Your Best Rest
ISBN 978-7-5217-6224-2

Ⅰ.①睡… Ⅱ.①艾… ②刘… Ⅲ.①睡眠－普及读物 Ⅳ.① R338.63-49

中国国家版本馆 CIP 数据核字 (2023) 第 238191 号

睡眠七处方：七天得到更好的放松、休息与修复
著者： ［美］艾瑞克·帕瑟
译者： 刘勇军
出版发行：中信出版集团股份有限公司
　　　　（北京市朝阳区东三环北路 27 号嘉铭中心　邮编　100020）
承印者： 河北鹏润印刷有限公司

开本：787mm×1092mm 1/32　　　印张：8　　　字数：90 千字
版次：2024 年 4 月第 1 版　　　　印次：2024 年 4 月第 1 次印刷
京权图字：01-2023-5730　　　　　书号：ISBN 978-7-5217-6224-2
定价：49.80 元

—

七日解锁最佳睡眠

—

谨以此书献给我的妻子米歇尔和我的两个儿子斯宾塞和杰克逊。
你们有时会打扰我的睡眠，但也给了我信心，让我徜徉梦中。

第 **1** 天 ——— **001**

让生物钟叫醒你

你无法决定何时入睡，
但能选择何时起床。

○ **今日练习**：选择一个起床时间，
坚持下去！

第 **2** 天 ——— **027**

松一松油门

良好的休息
是对未来和幸福
最大的投资。

○ **今日练习**：减压小憩

第 **5** 天 ——— **105**

人非电脑，
不能立即关机

留出缓冲的时间，
才能自然入睡。

○ **今日练习**：放慢节奏，直至睡着

第 **6** 天 ——— **137**

训练自己成为
巴甫洛夫的狗

重建床和睡觉的关联，
可以让你
一躺下就睡着。

○ **今日练习**：把床变成睡眠触发器

目　录

人生来就要睡觉

几年前，我的小儿子刚出生不久，我抱着他，他在我的怀里睡了一夜。那个夜晚极为漫长。他当时只有两三周大，身体小小的，我用两只手掌就能托住他。就像任何处于这种情况下的新手父母一样，我筋疲力尽，双眼像进了沙子一样生疼，眼皮直打架。他却睡得十分香甜，小婴儿特有的缓慢、有节奏的呼吸声在我耳畔呼呼作响。但我知道，只要我试着将他放下，哪怕动作非常轻，哪怕一寸寸地挪动，他也会马上醒来，号哭抗议。我只好强撑着多抱他一会儿。作为一名睡眠学家，我很清楚睡眠对他和他正在发育的小小大脑有多大的好处，比如巩固记忆，建立新的神经突触，用有去污作用的脑脊液冲洗掉白天大脑活动的代谢产物；又比如降低血压，让他那小小的神经系统得以放松；以及在全身释放人体生长激素，从而促进细胞愈合、再生和成长。

这不是我第一次强忍困意抱着孩子熬到后半夜，也不会是最后一次。但那天晚上，我发现自己对睡眠的诸多好处进行了深刻的思考。在我们位于加州大学旧金山分校的睡眠诊所里，为解决睡眠障碍而来的人在门外排起了长队。对许多人来说，睡眠是一个棘手的问题，想睡却偏偏睡不着，这只会给人制造压力和焦虑，令你无法放松、恢复活力。对一些人来说，睡眠就像一项他们永远无法掌握的技能，一辈子都要饱受失眠之苦。而对其他人来说，这个技能会毫无征兆地突然消失。

那么，睡眠去哪儿了？

就像吃、喝、呼吸一样，我们需要睡觉才能生存。人不睡觉就会死——当然，要有一段时间不睡觉人才会死。但是，和食物、水、氧气一样，睡眠亦是维持生命的必要过程。如果不睡觉，我们的身体就会停止运转。睡觉本是一项无意识的本能，那么，这件如此自然而然的事，到底为什么会变得困难？

我以研究睡眠为生，现在我要告诉你，有一个很大的障碍通常会对你的睡眠构成干扰，那就是你自己。

不只是你，我是指我们所有人。我们很擅长给自己设置睡眠障碍。但这并非故意而为。在睡眠诊所，我和同事们每年治疗数百名睡不好的病人。在向我们求助前，他们什么法子都试过了。常见的那些睡眠卫生措施，比如营造安静、黑暗和凉爽的睡眠环境，他们照做了；由医生或治疗师开的安眠药，他们也吃了。可对许多人而言，入睡就是困难重重，而担心自己今晚能不能睡着，更是害得他们满心焦虑，这也构成了妨碍他们入睡的一大障碍。没错，这很讽刺，但也是一个影响深刻且难以打破的恶性循环。

对于上述问题，有很大一部分原因在于，我们所生活的世界并不以"让我们睡得好"为宗旨。对许多人来说，睡眠排在所有需求的最后。毕竟我们在生活中还面临很多其他压力，也有许多别的事要优先处理。我们要在一天中尽可能做出最好的决定，比如：完成工作、获得成功、支付账单，以及抚养孩子、支持伴侣。但是，到了晚上该休息的时候，很多这样的决定（在当时看来至关重要）依然会找上我们，等待我们处理。就是这些看似微不足道的选择，最终导致我们出现了昼夜节律紊乱，或者使我们体内缺少平衡睡眠的动力。我们虽然闭上了眼睛，可咖啡因这样阻断睡眠的兴奋剂，仍然渗透在我们的身体系统中。这是因为在喝最后一杯茶、苏打水或咖啡时，我们并未计算好它们的影响力何时会消散。我们破坏了有助于恢复体力的深层慢波睡眠，而在漫长的白天过后，我们恰恰需要这种睡眠来清除大脑中代谢的垃圾。令人惊讶的是，舒适的床未能带来睡意，反倒变成了清醒的触发器。假如我们不知道如何打破大脑和身体逐渐形成的"条件唤醒"（详见本书"第6天"的内容），那么当我们与睡眠作斗争的时间越长，问题就会越严重。

与其苦苦追求睡眠，不如让睡眠主动来找你。很多时候，我们必须放手，跳出一贯的方式，训练自己的身体识别夜晚和白昼的种种提示，而这些提示自会告诉身体该做什么、什么时候做。对睡眠产生影响的种种决定，并不是从晚上你躺下的时候开始，而是始于早上你睁开眼睛的那一刻。

大多数有睡眠障碍的人，并不需要别人告诉他们睡眠对健康有多重要，对此，他们早已心知肚明。他们只需要一份简单的指南，指导他们如何度过白天，从而在晚上睡个好觉。

睡眠：你生活的黏合剂

在出现睡眠障碍前，我们大多数人从未思考过人是如何入睡的。我对睡眠产生更多的思考，是在读研究生并受训成为临床健康心理学家之后，当时我在研究压力和睡眠这样的心理及行为因素是如何影响人类的免疫系统的。最初，我工作的重点是确定哪些因素可以预测人们对疫苗的免疫效果。疫苗接种对预防疾病至关重要，疫苗虽然大体有效，同一种疫苗对每个人的保护程度却不尽相同。我想了解如何利用情绪、压力、睡眠等因素来预测人们的免疫反应。以乙肝疫苗的免疫反应为例，我做的研究越多，有件事就越清楚：睡眠不足会影响人们对疫苗的免疫反应。睡眠不足的人产生乙肝病毒抗体的能力比较弱[1]！

我们后来还发现，接种流感疫苗的人也是如此[2]。有件事更令人震惊：我们请实验对象来到实验室，把感冒病毒注射到他们的鼻腔里，通常每晚睡眠不足 6 小时的人患上感冒的可能性是通常每晚睡眠超过 7 小时的人的 4 倍[3]。这项研究中的所有研究对象接触感冒病毒的程度完全相同，他们的免疫反应却大不相同。所以，睡眠在某种程度上能为我们提供强大的保护。

生活和健康的很多方面是我们无法控制的。但在睡眠这个领域，我们可以通过一些具体的调节手段来收获巨大的转变。事实证明，改善睡眠可以使生活的许多方面得到提升，包括心情、饮食、学习，以及我们白天与他人的交往，这些事往往是我们自己难以改变的。睡眠改善了，我们的心情自然就会更好，就会变得更富有创造力、更投入，有更多的精力去健身，更倾向于用健康的食物和五颜六色的果蔬来填满盘子。睡眠改善了，你的整个生活都会变得更好，为健康和幸福打下基础。正如我从前的一位病人对我说的："你找回了我的睡眠，我的生活都随之发生了变化。"

如今，我大部分时间都在加州大学旧金山分校进行临床研究，以更好地理解为什么睡眠对健康如此重要，以及有多重要。我有幸任职于加州大学旧金山分校睡眠诊所，在那里，我们采取失眠认知行为疗法治疗失眠患者，其中包括一套实证有效的治疗方法，能帮助患者拥有持久的恢复性睡眠。我治疗过数百位渴望一夜好眠的病人（本书会提到他们中一些人的治疗经历），在这个过程中，我对睡眠研究的痴迷只增不减。虽然每个人的具体睡眠问题和治疗方法都是独一无二的，但我的工作中始终贯穿着同一个重要的主题。对于大多数有睡眠问题的人来说，问题的根源通常都关乎短期内看似重要，但最终会破坏自然入睡的行为和决定。

马克就是一个很典型的例子。就在他儿子被诊断患上孤独症的时候，他突然开始失眠。他和妻子绞尽脑汁带儿子寻医问诊，这期间，马克的思想无法放松，而这也影响了他的睡眠。他开始早早躺在床上，试图给自己创造好的入睡机会，却只能躺在床上辗转反侧。折腾了一宿后，他不是睡过头，就是忍不住在白天打盹儿，一有机会就蒙头大睡。但这只会让他在晚上更难入睡。他的日程安排变得杂乱无章，他的身体不知道什么时候需要休息，什么时候需要保持警惕。就这样，他越发焦虑，因为现在除了严重的压力——为儿子担心，为儿子寻找最好的治疗，他自己还长期失眠，经常因为得不到足够的休息而感到焦虑。

面临重要的考试、人际关系摇摇欲坠、爱人生病……面对此类烦恼的人可能都有同感，一旦压力大，就会睡不好觉。此外，夜里起来照顾婴儿，某事的截止期限近在眼前，被噩梦纠缠，或深受焦虑之苦，有这些问题的人都知道，夜里睡不好，白天就会更敏感脆弱。明明遇到的只是小问题，却感觉天都要塌了。我想说的是，睡眠、情绪和日常抗压能力都是相互影响的。提升该循环中的某个部分，必然会对另外两个部分产生助益。因此，要想改善睡眠，我们就要给自己更多的机会让心情好起来，并掌握应对资源*来面对一天中的挫折。情绪越好，白天拥有的应对资源越多，我们就越容易进入梦乡。

但影响睡眠的不仅是压力或忧虑。有时，睡眠与其他身体或精神健康状况有关。曾经有个病人来我们的诊所接受治疗，她患有慢性背痛，因而夜里大部分时间都睡不着。疼痛使她无法入睡，断断续续的睡眠又会加剧疼痛。睡眠不足时，疼痛阈值就会降低[4]。睡眠不能完全消除疼痛，但它可以降低疼痛的程度。好的休息可以改善我们用来应对疼痛的身心资源，从而使我们对自己的康复能力更有信心。对这位病人而言，健康的睡眠不仅仅是为了得到更好的休息，还为了增强她的身体康复能力，给她足够的能量，助她乐观向上，保持心理健康。我们睡不好的时候就会觉得这个世界糟糕透顶，因为负面印象增多了，认知和情感资源就会减少。睡眠不足时，即使是最轻微的压力也会让我们陷入恶性循环。

---

* 应对资源，是指个体可以用来减轻压力的心理、社会和物质等资源。——译者注

睡觉往往是我们待办事项清单上的最后一项。其实，它应该排在首位。睡眠是我们所有人都需要的营养素，有了它，我们才能健康、长寿、有活力，但并不是人人都能平等地获得它。

并非人人都能安然入睡

有时睡眠关乎身体之外的因素，与社会、经济还有环境及社区中的其他系统性问题息息相关。安吉尔是两个孩子的母亲，她在受理面谈*时透露，她住在一个危险的社区。最近，她家附近发生了一起枪击事件，而这种事件变得越来越常见。她开始整夜睡不着，在孩子们睡着后守着他们。她的失眠源于保护孩子的强烈需要和愿望，焦虑像滚雪球般增大，演变成了越发严重的慢性失眠。我们给她制订的治疗计划中包括降低致使过度唤醒的威胁响应，这样她就可以从恢复性睡眠中获益了。

我们现在知道，并非每个人都能拥有充足的恢复性睡眠，在睡眠这件事上，很明显存在着不公平。例如：比起其他种族和社会经济地位较高的人群，非裔美国人

---

* 受理面谈，是指对求询者在进行正式心理咨询前的判定性谈话。——译者注

和低收入人群的平均恢复性睡眠时间较短 [5]。现在，我的大部分工作都涉及弄清楚导致族群睡眠差异的社会过程和决定性因素。虽然很少有人以这种方式看待睡眠，但睡眠确实是十分重要的社会公正问题。每个人都应该享有一夜安眠的权利。

要消弭睡眠和健康方面的差异，无疑需要在社会和政策层面做出改变，尽管如此，对许多人而言，健康睡眠的能力依然仅与个人有关。不管入睡对你来说有多困难，让我先来告诉你一个好消息：你生来就会睡觉。你可能正在与很多妨碍睡眠的障碍作斗争，但撇开这点不谈，你要知道一件事：你的身体知道如何入睡。我们要做的就是通过本书清除这些障碍，让身体记起怎么睡着，这样一来，你就可以重新掌控睡眠了。

这本书不能取代医学治疗，也不能作为公共卫生项目。本书的宗旨在于遵循我们睡眠诊所和许多其他睡眠中心的创新假设：想获得更好的睡眠，就要利用身体早已知晓的方法入睡，将自己从对睡眠有负面影响的行为中解放出来，并加强使我们恢复自然睡眠节奏的行为。

成为你自己的睡眠学家，揭开睡眠的奥秘

睡觉是一件既普遍又高度个人化的事。有一些关于睡眠的基本事实适用于我们所有人，在本书中当然也会有所涵盖。但没有哪一种模式能包罗万象，适用于每个人。关键是从这些我们每天都经历的基础实践中，找到最适合你的决定性因素。

我们很多人之所以饱受失眠煎熬，是因为我们试图实现实际上对我们无效的睡眠模式。我们让自己的睡眠习惯与他人或工作需求保持一致。对于身体原有的独特但自然的睡眠线索和节奏，我们并不注重，甚至压根儿没有注意到。好睡眠是什么样的？对此，我们中的一些人有着不切实际的期望。你满脑子想的都是某个睡得极好的夜晚——你很清楚是哪个晚上。在那个晚上，你睡得很沉，第二天早上以入睡时的那个姿势醒来，感觉棒极了。那确实是个不可多得的夜晚，但肯定不是衡量你未来所有睡眠的标尺。

我们都需要食物和氧气，但这并不意味着每次吃东西、呼吸都一成不变。我不会告诉你应该何时上床、何时醒来，甚至确切地指出你应该睡多久。我将帮助你找到自己的节奏，助你获得更好的睡眠。

如果你接受上述观点，那么你这周的任务就是成为自己的"睡眠学家"。本书适用范围很广，是每个人都需要的最基本、最必不可少的睡眠工具。但在睡眠这件事上，每个人都面临着不同的挑战。这就是为什么当人们来睡眠诊所治疗失眠时，医生需要因人而异制订方案。所以，本书首先要讨论的要点之一就是如何坚持写睡眠日记，这是一种很简单的工具，可以记录你接下来一周的睡眠情况，以便我们根据你的数据找到解决方案。

本周我们尝试的一些方法可能会引起你的共鸣，而其他人也可能会觉得没那么有效（至少在一开始是这样）。这都在意料之中。但我们也要认识到，像大多数行为变化一样，有些好处不会在一夜之间出现，还需要再多一些练习你才能掌握。每一次练习都是迈向更好睡眠的一小步。然而，同时使用这些方法，效果往往会更佳。我喜欢把这种方法看作是一种"睡眠食谱"。过程中确实有更改的余地，但如果你遗漏了关键部分，可能就行不通了。就像烘焙一样，只有原原本本照着食谱做，并加入所有的原料，才能达到最佳效果。只要你真正尝试一下这些方法，并用我提供的睡眠日记记录数据，就可以更快地找到适合你的方法。你付出了什么，就会得到什么。你可以随意应付，也可以认真配合。我希望你选择后者！

睡眠就好比一种神奇的药物。它效果奇佳，可缓解任何困扰我们的疾病。你也许已经了解睡眠的好处，睡了一个好觉后感觉很棒。科学告诉我们事实确实如此。良好的睡眠能增强免疫系统[6]，调节新陈代谢[7]，还能提升幸福感。它会让你成为一个更好、更有同理心的伴侣，以及更具耐心的父母[8]；它可以提高你的工作效率和创造力，增强你的体力，这样你就可以挤出更多的时间去锻炼[9]；它可以使你思维敏捷，清除大脑中随时间积累的毒素，包括那些被认为会导致神经退行性疾病的毒素。因此，我有时会把睡眠称为"大脑洗碗机"[10]。但就像洗碗机一样，你必须让它完整运行整个流程才能实现清洗效果。正如我所说的：良好睡眠的最大障碍通常是我们自己。我们白天的行为和关于如何入睡的错误认知，阻碍了身体迫切想要执行的自然恢复过程。

睡眠是一件自然的事，但并不总是容易的。作为人类，你天生就会睡觉。但睡眠障碍也是真实存在的。电子产品的干扰、日常压力、生活和睡眠的环境，甚至更广泛的系统性问题，如种族和阶级，都给我们的生理带来了压力……这一切都渗透进了睡眠中。许多人所处的社会文化环境并不重视睡眠。有没有听过"你忙完就可以去睡觉了"这句话？我们都肩负着各种责任，怀揣着目标，承受着压力。你来到这个星球上是有目的的。但如果睡眠不足，你就做不成任何真正想做的事。

每个人都面对着自己的难题。也许你面临的挑战是，当生活的其他部分逐步侵占了你的时间，你该怎么做才能把睡眠放在优先位置？也许你一直优先考虑睡眠，只是很吃力；也许你的睡眠并不差，但你注重提升，是一个想要把每天的恢复程度提升到最大的"黑客"。那么，各位，本书就是为你准备的！无论你的起点是什么，在接下来的一周里，我逐步向你提供的策略都是我所知道的能改善睡眠的可靠工具，运用这些策略，可以让你更幸福快乐。

所以，在接下来的 7 天里，我们要每天改掉一个小习惯。每个习惯的转换都会向你展示如何清除最常见的睡眠障碍，并与你独一无二的睡眠建立牢固的联系，这将帮助你躺下，让睡眠自行发挥它的魔力。本书将教你如何走出自己树立的围墙，从而让你的身体去做它天生就会的事：睡觉。

写在开始之前

你了解睡眠的基础知识吗？

要实现我们本周的共同目标，我想你对基本的睡眠卫生健康知识已经有所了解。拿起本书之前，你很可能已经尝试过那些基本的办法了。在本书中，我们不会花很多时间讨论如何让房间保持黑暗，或要求你把手机放在楼下。我们要更深入地研究，探索你生理和生活中的"睡眠压力点"，以及如何利用它们使你的睡眠朝着正确的方向发展。

话虽如此，人们经常谈论睡眠卫生是有原因的：它很重要。在接下来的 7 天里，即便你按照我的建议逐条做了，但如果对最基本的东西视而不见，睡眠照样会被破坏。所以，如果你是睡眠卫生行家，可以依照下面的清单时时温故、仔细检查，以捕捉任何已经失效（这是常有的事）的最佳睡眠法。如果你刚刚开始接触睡眠卫生的概念，那么本书将成为你的"睡眠速成班"，助你迈出正确的第一步。

睡眠卫生基本清单

你的房间暗吗？各种光，包括来自平板电脑、台式机、电视以及手机等电子屏幕的蓝光，都会干扰大脑中有助于促眠的重要化学物质的分泌。

● 解决办法：使用遮光窗帘或舒适的眼罩。尽量从睡前几小时开始避免接触屏幕，或者尝试在电子设备上安装防蓝光镜片，以减少与屏幕的接触。

你的房间凉爽吗？要想入睡，就必须让核心体温降低。这是入睡的关键。可能的话，把你卧室的温度调低一点。18.3 摄氏度的房间最适合睡觉，不过你可以根据自己的喜好调整温度（15.5～19.5 摄氏度均可）。

● 解决办法：调低暖气（或打开空调），加一条毯子。黑暗的环境，凉爽的温度，才是你需要的。

你的卧室整洁吗？四周有没有会让你分心的东西？拿走与工作有关的杂七杂八的东西，以及其他可能会让你焦虑，或者让你觉得"我必须把这件事做完"的东西。这便是"眼不见，心不烦"。

●解决办法：把笔记本电脑放在别的房间；把工作文件收起来；把堆放得乱糟糟的衣服塞进壁橱。当你坐在床上环顾房间时，周围的环境应该让你平静下来，而不是刺激你。生活中有很多杂物，如果可以的话，试着把它们放在别的房间里。

手机是不是粘在了你的手上？对此我不做评判，毕竟我自己平时也这样。但我确实试着听从其他睡眠专家的建议，临睡前不看手机。后面我们还会讨论手机、蓝光，以及你什么时候需要担心电子设备会干扰你的睡眠，但现在，你只需要知道，晚上把手机放在脑袋旁边，通常都对睡眠没有好处，尤其是如果你一直难以入睡的话。

●解决办法：睡前把手机放在另一个房间。要是这个办法行不通（比如，除了在手机上定闹钟，许多人没有别的方法定闹钟），那就把它放在房间的另一头充电，要么放在附近的走廊或卫生间里，反正不在你的睡眠空间中就行。

你了解自己的睡眠数据吗？很多人都会使用可穿戴设备和手机应用程序来跟踪自己的睡眠。我以研究睡眠为生，所以，我有一壁橱的设备，这些设备能用来跟踪与睡眠有关的各个方面。它们会成为用以说明睡眠行为的有力工具，当然它们也可能成为焦虑的根源。我经常遇到一些病人，他们之所以心烦意乱，是因为他们戴在手腕上的睡眠数据收集设备显示他们某个晚上的深度睡眠为零。这个装置不太可能百分之百精确，但它引发的忧虑却是百分之百真实的。两三年前，睡眠研究人员创造了"完美睡眠症"这个词，指的正是由睡眠测量设备引起的特定类型的失眠 [1]。

● 解决办法：在这一周里，当你按照本书的要求去做时（我认为你在之后的生活中也要这么做！），要是你平时就习惯使用这些设备，那么千万不要太相信它们提供的数据。相反，我希望你用睡眠日记来记录自己的睡眠数据。在睡眠数据测量方面，技术手段已经取得了长足的进步，未来是光明的。但让我们在本周尝试一下老派的睡眠日记法吧。

马上行动！开始写睡眠日记

如果你来到我的睡眠诊所，写睡眠日记便是我要你做的第一件事。事实上，在改善睡眠前，我们就要开始做记录。睡眠日记上的数据非常珍贵，能让我们知道如何调整干预措施，从而最有效地帮助失眠的人。病人走进诊室，我们谈论他们的问题，然后让他们带着睡眠日记和指导建议离开，一周后再来。

但此时此刻，我们只能压缩时间线，毕竟我不能从书中跳出来为你量身制订计划。但这正是我要你在接下来的7天里所做的事：制订你特有的睡眠计划。每天我都会提供一个经实验证明可靠的干预办法。老实说，我们对每个来问诊的人差不多都是这样做的。同时，我会要求你每天记日记。到这周结束的时候，我们会分析你的数据，得出更细化的结论，让你知道该如何具体地调整睡眠方法，使之更适合你。

因此，不要依赖可穿戴设备。即便你有可记录睡眠的电子产品，我也希望你能手写睡眠日记。依赖设备和应用程序，通常意味着会错过某些东西：在你亲自（而非借用人工智能）记录数据的时候，你可以看到自己的行为模式，要是你没有亲力亲为，它们就会丢失，或是显得复杂难懂。写睡眠日记的过程本身就具有治疗作用。睡眠日记是我们经过精心研究而制订的干预手段之一。所以我们会要求你在第一天就开始记日记。快速翻到本书的最后，你会发现有几页空白的睡眠日记模板供你使用。你可以直接写在书上，但我还是建议你先复印几份，这样你就可以在接下来的 7 天里保持这种做法。等本周结束时，我们将做一些计算来评估你的睡眠数据，有了书中所提供的模板，这会非常简单！

让生物钟叫醒你

Rx

今日练习 | 选择一个起床时间，
坚持下去！

你无法决定何时入睡，

但能选择何时起床。

第1天 | 让生物钟叫醒你

　　让我们来把人类与地球上的其他生物同伴做个比较。一天有 24 个小时，长颈鹿只睡不到 5 个小时，而在同样的时段里，狮子休息或睡觉的时间长达 16～20 个小时。信天翁这种体形硕大的飞鸟飞行距离堪比大型飞机，一次旅行可以飞上万英里*，还能在飞行中实现快速眼动睡眠。那河马呢？它们在水下睡觉时会下意识地浮出水面呼吸。就连花朵也有根植在它们细胞里的生物钟，告诉它们何时开，何时谢。世上有多少种生物，就有多少种睡眠模式。

　　人类的睡眠模式相当单一，大多数成年人每晚至少

---

*　1 英里 ≈ 1.609 千米。（本书注解如无特别说明，均为编者注。）

需要 7 个小时的睡眠[1]，也不可能一边游泳一边睡觉。与河马和花朵相比，人类为了睡个好觉所付出的努力更多。一个重要原因在于我们的自然睡眠周期出了问题。

曾几何时，人类的睡眠周期与自然界的联系非常紧密——随着第一缕晨光醒来，在太阳西沉后入睡。后来，人类发现了火，从那以后，一切都开始"走下坡路"。现在还有了电，科技也在快速发展。于是，人类的作息不再由自然界控制，而是被我们创造的全新的数字世界所左右。我们要回邮件，要追剧，还要追求自己的爱好。我们不再日出而作，日落而息，不再依靠采集狩猎为生，我们有工作要做，因此必须早起、熬夜。在同一时间，我们的祖先早早地进入了深度睡眠，而我们周围仍充斥着灯泡、手机和笔记本电脑屏幕释放的人造光，迟迟不能入睡。假如由自然生物钟作主，我们的入睡和醒来也许就会与花开花谢一样容易了。

那么，我们是否可以远离电器，住进森林，效仿祖先，重新日出而作，日落而息呢？或许可以！一项独创性的研究发现，让一些研究对象周末去科罗拉多州的荒野露营，晚上不可使用人工照明（包括手电筒、车前灯等），相比那些待在家里的研究对象，这些人的作息生物钟转变率高达 69%[2]。但我相信，大多数人，甚至有睡眠障碍的人，可能并不愿意为了解决睡眠问题而完全切断与文明世界的联系。现代世界节奏飞快，电子和数字化程度高，互联网发达，24 小时不停运转，我们需要找到一种方法，使影响睡眠的因素恢复稳定，再次变得协调，这样一来，我们就能获得深度恢复性睡眠了。

正是出于这个原因，我们在早上要做的第一件事便是改善睡眠。遇到睡眠问题时，人们大都会把注意力放在晚上。但是，若想拥有良好的睡眠，并非要从晚上开始做准备，也不是在临睡前一小时或任何你开始放松准备睡觉的时候。良好的睡眠始于你醒来的那一刻。

你什么时候醒来？

凌晨 5 点？早上 7 点？还是中午？

我可不会说"早起的鸟儿有虫吃"这类说教。在加州大学旧金山分校的睡眠诊所里，我每年都与很多有失眠及其他睡眠问题的人一起努力，给他们提供个性化的解决方案。我很少建议人们早起，或者在任何特定的时间起床。不管你几点醒，我只要求你每天都在同一时间起床。

我的小儿子今年 5 岁。之所以提到这一点，是为了说明我的生活中有一个不可阻挡的天然闹钟。哪怕是在最懒散的周末，我也没法睡懒觉。但是，即便小儿子没有 6 点整出现在我的床头，吵着要吃煎饼，并与我讨论各种事情（例如漫威的《复仇者联盟》），我也不想在周末睡懒觉，再也不会了。为人父母前周末睡懒觉的奢侈时光已经成为过去，至于原因，就在于我的研究数据。

假如你和大多数人一样（包括从事睡眠科学研究之前的我）在工作日缺觉，那么到了周末（或任何假期），你就会多睡一两个小时来"补觉"。这种在一周内不断累积形成的睡眠不足被称为"假后返工时差"*。

最典型的人群就是青少年。幸好我家里还没有十几岁的孩子，但我自己年少时的经历依然历历在目。除了情绪波动和焦虑，我还记得自己那时经常睡懒觉。青少年常会经历昼夜节律的变动，也就是"睡眠时相延迟综合征"†，这种情况反而会加剧他们的生理偏好，使他们形成晚睡晚起的习惯。与此同时，青少年上学时间很早，远早于其生理上愿意起床的时间，这就导致了他们

---

* 假后返工时差，指休假结束返回工作岗位时会感到倦怠。
† 睡眠时相延迟综合征，主要表现为不能按照社会环境的要求入睡和起床，其特征是睡得晚、起得晚。

上学日睡眠不足、周末睡懒觉的情况。这种情况下的补觉看似合乎逻辑，就好像渴了便要多喝点水，累了自然也要多睡觉。可惜对睡眠不好的人而言，这种方法往往适得其反，不仅不起作用，还会产生非常不利的影响。

你的身体喜欢预测你接下来的动作或需求。它在你吃饭前分泌胰岛素，在你临睡前分泌褪黑素。它之所以知道要做这些事，是因为你的日常活动和环境给出了提示。从你睁开眼睛的那一刻开始，这些提示就出现了，并在一天中逐渐积累。如果你的日常生活节奏不稳定，你的身体就会感到困惑，不知道该做什么，不知道该如何利用资源。

你不需要成为一个机器人，每天做同样的事，吃同样的饭菜。但对于来睡眠诊所的人，我首先要做的就是和他们一起找出一个固定的起床时间。这是因为对促成睡眠的两种自然内部过程而言，这是最具影响力的调节器。

人是如何睡着的？

你有两个主要的睡眠驱动力，一个是恒定睡眠驱力，另一个是昼夜节律。这两个自然的内在过程虽然各自独立，却在你的身体中协同工作，让你在需要醒来时保持清醒，在需要睡觉时入睡。这二者需要保持同步，这样你才能获得良好的睡眠。若它们失调，你就有麻烦了。

恒定睡眠驱力本质上是一种对睡眠的压力，它会随着你清醒时间的延长而增加。请在脑海中想象一个气球：当你早上睁开眼睛的那一刻，气球是扁平的，里面什么也没有；随着你度过一天，它逐渐开始膨胀，里面装满了困意；当它达到最佳水平时（想象一个完美膨胀的气球），你会觉得自己该睡觉了。你的眼皮发沉，于是你爬上床，慢慢入睡。而睡午觉其实是在释放气球里的一些空气，或者说使你丧失了一些睡眠压力。

是什么导致睡眠压力增加？

老实说，我并不是百分之百确定。科学家们绘制了人类睡眠时的大脑图谱，但我们对睡眠还有很多尚未了解的地方，尽管睡眠是人类经验中最基本、最必不可少的生物过程之一。不过，有一个主要的假设是这样的：睡眠的驱动力与某些神经化学物质的累积有关，这些化学物质是大脑活动的代谢产物。我们认为，促进睡眠的一种特殊神经化学物质是腺苷。如果你上过科学课，可能还记得三磷酸腺苷，它是我们体内所有细胞活动的能量来源。当你醒着的时候，腺苷在大脑中累积；当你睡觉时，这种神经化学物质就会渐渐流失。即便睡眠气球越来越大，咖啡因也可以让你保持清醒，这是最常见的保持清醒的方法之一，之所以起作用，是因为它与大脑中的腺苷进行了一场生化战斗。简单来说，这两种分子在你的大脑中展开了一场战斗，咖啡因阻止了大脑受体对腺苷的吸收，这在一段时间内确实有效，但当腺苷渐渐减少时，随着睡眠压力的回升，疲惫感就会突然来袭。

所以，这是第一个重要的影响因素：你醒来，气球开始膨胀，一旦睡眠压力达到一定程度，你的身体就会想要入睡。

然而，调节睡眠周期的并不只有恒定睡眠驱力。假如只有恒定睡眠驱力，那么无论白天还是晚上，只要睡眠气球充满气，你就会睡着，哪怕当时你碰巧正在开会或驾车。这就引出了昼夜节律。

从根本上来说，昼夜节律是你的"主时钟"，它控制着你身体的节奏，包括何时睡觉、何时清醒。你身体里所有的细胞、器官，包括大脑，都有其节律。在一天24小时中，活动有起有落。控制这一切的主时钟存在于大脑深处一个叫视交叉上核的区域，它位于下丘脑，下丘脑是大脑中一个体积很小但影响很大的区域，控制着从激素分泌到水盐代谢、调节体温等活动。昼夜节律决定了你一整天的"清醒节奏"。一般来说，我们往往在早晨最清醒，到了下午，清醒程度先是有所降低，再微微回升，然后在夜间慢慢下降，直到睡意来临。

那么，这个主时钟以什么为调节标准？主要有两个方面。

首先是内在因素。主时钟的节奏，是由你的基因和它们分泌的蛋白质决定的。这写在你的 DNA 里，超出了你的控制范围。像许多其他特征（发色、喜甜还是喜咸、会不会卷舌）一样，昼夜节律偏好是你从父母和祖先那里继承来的。你可能已经知道自己是天生爱早起还是爱熬夜。你当然可以推翻自己基因里的昼夜节律偏好，但与他人相比，有些人就是会觉得这更具难度。你可能一向不能熬夜，或者是出于工作安排，又或是只因为想要把握每一天，你设法早早起床，但总有一段时间你会感到迟钝或迷茫，就像你在与自己身体的预设作斗争一样。那是因为……嗯，你生来就是如此。这么说并不是要打击你的积极性，也不是在暗示这是一场必败的战斗，只是希望你明白，即便你很难调整作息，这也不是你的问题。

影响昼夜节律的第二个因素来自外部环境。你大脑中的"唤醒系统"每时每刻都在从周围的环境中收集信息。黑暗是促进睡意的重要因素。首先，视网膜内的感光细胞既能感知到光，也能感知到没有光的黑暗环境。这些信息通过大脑中的神经通路传递到下丘脑，下丘脑呈核桃状，是神经系统的控制中心，它会注意到白昼已经过去，并促使松果体分泌褪黑素。这种具有促眠效果的激素被制成药丸装瓶，放在杂货店和药店的货架上，帮助有睡眠困难的人进入梦乡。反之亦然，当你暴露在光线下（尤其是阳光直射），会发生相反的情况：褪黑素的分泌会受到抑制。

影响昼夜节律的外部环境并不局限于日光，尽管它的影响力很大。你的一天中存在着各种各样的"地标"，它们会给你的大脑发出你意识不到却强有力的信号，告诉你正处于 24 小时周期里的什么位置，让你的身体进行优化并为下一步做准备，这个过程被称为"夹带"*。我们称这些强大的环境提示为"授时因子"，即生物体所处的环境或常规活动中，任何可以改变其内部生物钟的东西。换句话说，就是授时因子能改变生物体的昼夜节律。以下授时因子对我们的影响最大：日光

---

* 夹带在神经科学中指的是系统之间的对齐过程。

及其变化、吃饭、健身、温度，甚至是社交互动。对于这些环境或常规活动，你的身体不仅会产生反应，还会对其进行预测。它这样做是为了优化，使你的生物效率实现最大化。

因为授时因子的影响，你的身体会在你苏醒时开始分泌皮质醇，这时你的闹钟可能还没响。这样一来，当闹钟真正响起时，你的能量已经开始上升，你也准备好起床了。你的身体预测葡萄糖会在你用餐时遍及整个身体系统，于是开始分泌胰岛素，而这时你可能尚未坐下来拿起刀叉。等你开始咀嚼和吞咽食物时，你的代谢系统已经准备好将其转化为能量和营养。为了应对夜晚光线的减弱和温度的下降，以及夜间其他常规活动，你的身体会在睡觉前分泌褪黑素，让身体系统为睡眠做好准备。

总而言之：昼夜节律是一系列因素的产物，部分由基因先天决定，部分受周围环境和自然界的影响，还有一部分受我们日常生活中的某些因素调节。

人类的昼夜节律相差很大，这一点十分有趣：我们无法确定为什么人们在昼夜节律方面会存在基因差异，但可以推测一下人们醒来的时间为什么会有所不同——也许与地域、气候、警惕性及安全感有关。此外，可能还有其他与睡眠无关的因素会导致昼夜节律的变化：生物钟在许多其他过程中发挥着作用，包括前文提到的新陈代谢、免疫系统。

睡眠学家目前特别想弄清楚的一件事是，如何利用昼夜节律对免疫系统产生积极影响。例如：由于新陈代谢与生物钟有关，我们认为，有些人在特定的昼夜节律阶段服用药物能得到比其他人更好的效果。围绕这一点，现在有一个完整的研究领域——时间医学。如果我们能更充分、更精确地了解每个人的昼夜节律，包括细胞和器官，也许就能为病人提供更个性化的治疗[3]。

你的昼夜节律是一个基本的生物过程，在你体内的化学和细胞层面上进行，它对你的睡眠、健康和整体生活体验有很大的影响。所以，什么是你可以控制的？什么是你不得不接受的？

昼夜节律能"重置"吗？

一天，一个男人突然给诊所打来电话。我们就叫他本吧。他无意中看到了我为《连线》杂志制作的一条趣味视频。杂志方策划了一个专题节目，请各个领域的专家向不同理解水平的观众解释各自的专业工作。在我的视频中，一开始，我向一个非常聪明的 8 岁孩子解释什么是睡眠，而在最后，我则很费力地去理解一位训练有素的神经科学家的讲话！

本正在到处寻找解决睡眠问题的法子，就在这时，他看到了我的视频。他告诉我，他的自然睡眠周期非常奇怪——夜里睡不着，白天醒不来，就像夜行动物一样，而且多年来一直如此。他曾试图调整自己的睡眠和起床时间，但他的身体很快就又回到了之前的模式。

随着时间的推移，他倒也找到了处理办法，但这个办法相当极端：每隔几周，他就会连续 48 小时不睡觉来"重置"自己，这样他就可以在白天清醒地处理重要的工作事务。他想知道：我能帮他恢复正常作息吗？

本患有我们所说的睡眠时相延迟综合征，而且相当严重。从本质上讲，时相延迟是指你的昼夜节律与大多数人不一致。有些人天生就是夜猫子（专业说法是睡眠时相延迟），但他可能是我遇到过的情况最严重的夜猫子。他 45 岁，据他所说，他从小到大都受此困扰。

我问他，这样白天睡晚上醒，那他的工作允许吗？

当然不允许。

他在一家大型保险公司工作，工作时间朝九晚五。他总是不由自主地盯着时钟，不知道自己要怎么度过这一天。每隔几周"重置"一次的办法在一段时间内倒是对他有所帮助，但连续两天不睡觉也给他带来了巨大的压力。而且，我担心的是长期影响——我们现在知道，睡眠不足的人更容易出现各种不良状况，包括心脏病、肥胖、抑郁，甚至阿尔茨海默病 [4]。

我对本说："我们可以想想办法，早上尝试光疗，晚上补充褪黑素。有一种叫莫达非尼的兴奋剂，常用于治疗轮班工作障碍和嗜睡症患者，我们可以用这种药来帮助你在大脑和身体想睡觉时保持清醒。还可以采用时间疗法，把你推到另一个极端，不让你睡觉，直到你习惯白天醒晚上睡，总的来说，这与你已经在做的'重置'策略差不多。如果我们努力的话，也许可以慢慢改变你的作息。但说实话，对你这种情况，其实效果不会太好。也许这个世界的节奏根本不适合你。"

我很清楚，这话听起来很刺耳。把这样的消息告诉一个正在受煎熬的人，我也于心不忍。但与此同时，我想强调，这并不是病人的错，是这个世界太缺乏变通。

我想给本一些选择：如果他想尝试一条艰难的道路，非要纠正自己的睡眠时相延迟，我愿意奉陪。但患有这种严重时相延迟的人，通常会以不同的方式应对，比如选择可以在晚上做的工作。

我治疗过有明显的时相延迟和昼夜节律紊乱的病人，在很多情况下，他们都在夜间工作，或者工作时间非常灵活。我看到非常多的人选择上夜班，比如保安或电脑程序员。有时这对他们确实很有效，但是，相当多有严重时相延迟的人患有抑郁症。由于与其他人生活方式不同，这可能会让他们感到非常孤独。

"我们可以尝试一些干预措施，"我这样告诉本，"但在此之前，我想让你知道，你可能一辈子都要与之抗争。从长远来看，你也许需要考虑换个工作。"

最后，本采取了混合方法：一方面努力改变自己的昼夜节律，在白天也能好好生活；同时他休了一段时间假，开始考虑什么职业更符合他的作息习惯，毕竟他的最佳状态是在夜里，那时候的他最清醒、最警觉。

然而，请注意，这种极端的睡眠时相延迟是非常罕见的。事实上，据报道，睡眠时相延迟综合征的患病率不到总人口的 0.2%[5]。（在青少年中，这一比例猛增至 15%。但这只是暂时现象，并非永久存在[6]。）有种情况更为普遍：那些发现自己处于这种模式的人——晚上睡不着、白天犯困，他们的行为因素会加强这种模式。我在诊所接待的病人（我承认自己也是）经常在晚上做一些让自己保持清醒的事，比如刷社交媒体、打游戏、工作、读书，以及投入白天没时间做的兴趣爱好中。我经常在艺术家身上看到这种情况：他们全情投入项目中，突然抬头，发现已经凌晨3点了。

大多数人不会有本那么严重的时相延迟。我们的一些行为虽然出于很多正当的理由，却导致了睡眠问题。我们有在白天没空做的兴趣爱好，有工作压力，我们的孩子也存在睡眠问题。但是，若我们在清醒时缺乏周密的安排，就会加重睡眠问题，使失调的睡眠周期持续紊乱。我们工作到很晚，忙于项目，照顾婴儿，然后会在可以"赶上进度"的时候睡个懒觉，结果在那天，我们无法建立足够的睡眠压力来早点入睡，于是恶性循环便持续存在。

这时候，就该授时因子发挥作用了。是的，在某种程度上，你的昼夜节律是遗传的，但它很容易受影响。来自环境和常规活动的压力，都能使其发生变化。比如你什么时候醒来，什么时候喝咖啡或茶，什么时候吃东西和健身，以及在睡前习惯做什么来"触发"睡眠，都会影响你的昼夜节律并使之改变。只要想想你上次旅行的情形（无论是2个小时的时差还是12个小时的时差），以及你是如何应对的，我猜你马上就能试着调整自己的作息，和目的地的时间保持一致。（如果没有，那么下次试试！）想都没想，你就开始按照平常的时间吃早餐，按照平常的时间吃晚餐，甚至还按照平常的时间散步或上健身课。第二天，你也许会把自己从床上硬拖起来，可你还是很想睡觉，因为你的身体落后了几个小时。假如所有这些事你都做过，你会发现自己很快就能从时差中恢复过来。两三天后，你的起床和入睡时间（即体内的生物钟）就会充分适应新的外部时钟。这是调整昼夜节律的一个例子。你在日常生活中使用这些"杠杆"对昼夜节律施加压力，它就会做出反应。

人们来到我的诊所，我告诉他们要做的第一件事就是固定一个起床时间，并坚持下去。

我一开始就提出这个要求，是因为这是大多数人解决睡眠问题最有效的方法。关键在于坚持。让你的身体产生渴望，就可以产生强大的效果。然而，很多人还是难以招架。这可能是一个艰难的调整过程。我们总是试图针对某个白天或某个晚上与身体系统"博弈"。昨晚没睡好？于是你今天要多睡一会儿来弥补。这看似合乎逻辑，实际上却是你能做的最糟糕的事。

不要故意去倒时差！

如果你有时早上 6 点起床，有时 9 点起床，那你就违背了自己的昼夜节律。你有意让自己进入调整时差的状态。这就好像你每周六都要飞越三个时区，试着适应环境，然后再飞回来。

我治疗过的很多病人都会这样说："我知道我应该每天在同一时间起床，但是……我就是做不到。太难了。我太累了。工作上总有很多意外情况需要处理。"我很清楚他们是怎么想的。

老实说，没有睡眠问题的人，完全可以在周末睡个懒觉。就像多喝一杯酒，多吃一片比萨，多吃一勺冰激凌，这只是一次美妙的放纵，让生活值得。但如果你出现在我的诊所（或者正在读这本书），那就表示你的睡眠状况不尽如人意。如果是这样的话，那么你真的需要尝试在相同的时间起床。所以，当病人有一百万个理由认为这个方法不起作用时，我会对他们说：由你决定起床时间。

当人们来到实验室时，我说："如果你必须选择一个时间起床，那会是什么时候？"现在就回答这个问题。我不会规定你必须早起，或者要求你在任何特定的时间起床。找一个适合你日程安排的时间——如果你能处理好工作、育儿或你目前在做的其他事，那么在我看来，这个起床时间就很好。决定好后就去设闹钟。闹钟可以有很多种形式。我有几个小孩，所以我有"人体闹钟"。（只是他们很贵，如果你只是想解决睡眠问题，那我不建议使用这样的闹钟。）

不要紧张……还有回旋的余地。如果你把时间定在早上8点，那周六早上可以8点15分起床，这并不会破坏你的进程。一点点的灵活性和宽容是可以的。只要从大局来看保持一致即可。我最希望看到的是你付出了努力。

要让付出的努力变得值得。有时，坚持这样做确实有点艰难。

当你的睡眠周期开始变得稳定后，就可以把起床时间提前，尤其是在休息日（如果你习惯了睡懒觉的话）。休息日是最难坚持起床的日子。所以，起床后立刻奖励自己。这是行为改变的经典经验，而且很有效。

我治疗的一位男性患者想要改善睡眠，但是一想到每天要在同一时间起床，他就很纠结。他想睡懒觉。睡懒觉的感觉非常好。他认为自己的身体需要睡觉来得到恢复。但这让他的昼夜节律出现了持续的混乱，睡眠驱动因素也失调了。所以，我们制订了一个新计划。闹钟一响，他就起床，马上步行到他家附近的咖啡店，点上一杯他最喜欢的饮料——干卡布奇诺。对他来说，这段时间既安静又令人享受，可以远离给他带来无数责任的家庭，也不必顾及孩子和家人的各种要求。他会看看报纸，而他平时都没有时间看报纸。他坚持在固定时间起床，而这段挤出的时间就像一份礼物。

还有一位女性患者决定起床后步行到她家附近的海滩，这成了她早上的惯例，她发现，当她在闹铃声中睁开眼睛后，去海边是她最盼望做的事。所以她会很高兴地起床。

其他人则采用了不同的策略：不再像平时那样吃速食麦片，而是准备一份热气腾腾的早餐。还可以泡咖啡、玩数独，好好洗个澡，让自己充满活力。也可以只是去门廊上欣赏日出。

最后，想象一下那个睡眠气球。还记得气球的比喻吗？从你醒来的那一刻起，睡眠压力就开始慢慢累积。当你得到了所需的睡眠，无论你是在早上 6 点还是中午 12 点醒来，气球都是扁平的。从你睡醒那一刻开始，气球逐渐膨胀。为了更容易、更轻松、更自然的睡眠体验，我们每天都要在同一时间给气球充气。

少一点混乱，多一点平静

用这种全新的安排度过早晨，对人们真的很有帮助。一旦生活中多了一点可预测的事，其他事也会开始变得更可控。

假如你感觉生活像一团乱麻，那么，提供某些活动（比如睡眠）何时开始和停止的清晰标记，可以让你的大脑下意识地跟踪并更好地区分各种提示。通过保持稳定的起床时间，可以消除早晨的一些不确定性和随机性。坚持下去，你可能会发现日子变得更轻松了，你甚至还少了几分狂躁。你可以开始在繁忙的日程中找到更多的时间来做喜欢的事，而这是让睡眠驱动因素趋于平稳的积极连锁反应。

如果你的两个睡眠驱动因素不一致，生活就会变得像在倒时差一样。你也不想连续几周或几个月都生活在时差中，忍受认知困惑、新陈代谢缓慢、压力大等困难。但这也向我们展示了究竟该如何处理这个问题，并提醒我们人类的适应能力是多么强大。你通常需要多长时间来调整时差？一两天？一周？那你也一定可以在同样的时间内调整好两个睡眠驱动因素。

选择一个起床时间，坚持下去！

我们不能制造睡眠，它会自行降临。我们也无法选择入睡时间，所以，在试图改善睡眠的时候，不要在晚上给自己施加压力，这一点很重要。但我们可以通过决定何时醒来，对入睡产生强有力的影响。而且，何时醒来这一点，完全在我们的掌控中。从今天开始，我们将调节昼夜节律和恒定睡眠驱力，并让它们稳定下来。

今日任务

1. 选择时间！选择一个你每天都能坚持的起床时间，包括周末（或者休息日）。你肯定想要选择一个适合生活节奏的起床时间，而且，如果可能的话，还要适合你内在的身体偏好。我们每个人每晚都有一定的睡眠需求（成年人通常需要至少 7 个小时），一旦起床时间固定了，你很快就能发现，自己会在每晚的同一时间感到困倦。

2. 定好闹钟！现在就把闹钟设置在你选定的时间，连续 7 天每天如此。有些人不想用闹钟，他们更喜欢自然醒。这很好，如果你本就习惯在某个特定的时间醒来，那就不需要调整。但如果你的身体机能失调，你就无法做到这一点。可以使用电子设备来帮助自己，只要你坚持践行计划足够久，或许就不再需要它们了。

3. 找点光！一睡醒就起床把百叶窗打开。可行（而且不太冷！）的话，立即到室外去。要想改变起床时间，去有光照的地方会是一个强大的授时因子，这样做可以让你的身体系统启动。

4. 起床后给自己来点奖励。煮一杯美味的咖啡、读书、散步、放音乐、好好洗个热水澡。选择一些你期待做，但在平时忙碌的早晨可能总找不到时间做的事。告诉你的大脑和身体，按时起床比睡懒觉更有意义。如此，这个信息就会根植在你的身体里。

5. 最后……花点时间来写睡眠日记！今天早上只占用了你不到 1 分钟的时间，这些数据在本周末用得上。

● **【疑难解答】** ————————————————

遇到瓶颈时可以尝试的策略：

● **要是你起床失败，又睡着了……**

试着把闹钟放在房间的另一边，强迫自己起床去关掉它！这样一来，你回到床上的概率就小多了。长远来看，你可以考虑买一个能让房间逐渐变亮的闹钟。我的许多病人都发现，用这种方式起床，虽然温和却很有效。

● **确保你的奖励真正起到激励作用！**

有些人试着用健身课之类的东西来"奖励"自己，他们认为自己应该享受健身，或者从长远来看这么做是有益的。他们是对的：长远来看，这确实大有好处！可要是他们对健身产生了畏难心理，那到最后，他们一定会睡过头。以后再健身吧。选择一些对你来说真正是奖励的东西。不要试图优化或利用这段时间：你的任务是在这个早上给自己一点真正的享受，每天早上都要如此，这样做你一定可以达成目标。

松一松油门

R_x

今日练习 ｜ 减压小憩

良好的休息

是对未来和幸福

最大的投资。

第2天 | **松一松油门**

今天，你感受到了多少次压力？

如果答案是零，那你可真是太幸运了——当然也很罕见！大概只有禅宗大师才会如此。你的答案更有可能和世上大多数人的一样。几乎从你睁开眼睛的那一刻起，大脑就开始飞速地运转，每一天都充满波折。对此我深有体会。如果哪天需要处理的事情很多，只要我一下床，就会在脑海中盘点今天要做的每一件事：送孩子上学，到达实验室之前要做什么，以及到达实验室之后要做什么。

人一旦忙起来，就会产生一种身处雷区的错觉，仿佛遍地都是微型触发装置，让你如履薄冰，血压飙升，压力爆表。当你终于钻进舒适的被窝，闭上眼睛，准备进入梦乡的时候，这一切会对你产生多大的影响呢？白天的压力会影响你的睡眠吗？

理解睡眠与压力之间的关系

睡眠和压力密不可分。研究二者之间的关系是这份工作最吸引我的地方。身体产生的压力反应和我们处理压力的方式都会影响睡眠质量。但更重要的是，睡眠质量决定着我们能否妥善地排解压力。这是一种循环关系。因此，我们必须深入研究睡眠和压力之间的关系，才能防止恶性循环。

身体产生压力反应时，我们是能够察觉到的。请回想一下，你在一天中能够感受到多少次身体在压力刺激下的变化。你会发现，哪怕再小的刺激也会让身体反反复复地做出反应。这种感觉并不陌生：不安和焦虑突然爆发，凭空冒出的想法不断侵扰你的心神，你的身体随着应激激素进入血液而紧张起来。你是不是本想借酒消愁，却发现今晚因此少睡了一个小时？也许这些你都经历过。但出人意料的是，尽管你每天都会承受不小的压力，但压力并不总是问题之所在。

我们的身体十分擅长处理压力。那些从白天一直累积到晚上的压力可能比我们想象的要少。我们在睡眠实验室进行的研究（以及其他研究）表明，白天的压力情况并不能作为预测夜间睡眠质量的指标[1]。事实上，哪怕经历了压力满满的一天，你仍旧能睡个好觉。当然也有一些例外。首先，如果压力事件发生在临睡前（比如睡前和伴侣吵架或收到了坏消息），那你的大脑肯定会继续运转，难以放松。其次，压力过大的话（比如一大早就被解雇了或是出了车祸），你可能整晚都无法入眠！但上述情况并非常态。总体来说，哪怕压力巨大，我们的大脑和身体也可以很好地应对。比如，人体系统具有承受压力并自动调节的功能（你的身体会产生应激反应，然后再恢复到正常状态），这甚至有益于细胞健康——排解压力的过程也是清理细胞的过程，老化、受损或衰老（死亡）的细胞会在此期间被代谢掉。

我的结论并不是压力永远不会影响睡眠，某些类型的压力仍会对睡眠产生影响，但这是后文讨论的话题。我希望你从最开始就认识到，在面临生活中常见的压力时，如工作、育儿、理财和家庭关系等，你完全能够应付得来。我们通过研究发现，真正影响睡眠的是人们总在担心自己会睡不好，或者认为自己今夜注定难眠。因此，在深入探讨如何应对压力并获得成功之前，我希望先消除你心中可能存在的错误想法，即有压力等同于会失眠。请不要陷入这样的思维循环——我今天压力太大，晚上肯定睡不着了。不是这样的！科学告诉你，要放平心态，相信自己，白天的压力不会妨碍你晚上睡个好觉。

我们连续记录了研究对象的日间压力和夜间睡眠情况，数据显示，睡眠对压力的影响反而更加明显——睡眠质量差或睡眠不足会降低研究对象的抗压能力[2]。

我们还做了另一项实验，研究对象是照顾小孩的母亲。也许你也有过切身体会，养育孩子是一件压力满满的事。我们将研究对象分为两组：一组母亲认为生活中的压力较大，另一组则相反。所以，这两个小组分别为"高压组"和"低压组"。我们希望通过实验对比，了解睡眠对压力感受的影响，以及日间压力对夜间睡眠的影响，继而进一步探索睡眠与压力之间的关系。

研究对象记录了一份详细的"压力日记"，包括当事人感到压力的时间、原因，以及诱发压力的事件。同时，我们使用研究专用的可穿戴设备记录研究对象的睡眠情况。最终发现，睡眠不足的人会在第二天感受到更大的压力，这个结果并不令人意外。因为这与我们在实验室中进行的其他研究结果一致，也与其他学者的研究结果一致。这些研究表明，睡眠不足时，人们会感到更大的压力[3]。

这种说法不无道理：当你不重视睡眠质量时，认知能力就会受到明显且直接的影响。具体表现为：情绪容易失控，做事容易冲动，难以集中注意力，就连记忆力也会衰退。以上种种都会让你感到压力比平时更大。我们都有过这样的经历，晚上如果睡得不好，第二天就会精神崩溃、注意力不集中、反应过激。但这没什么大不了的，睡不好觉也很正常。但是，如果你长期睡眠不足，哪怕每天只少睡了一点点，也会对你的生活产生影响。

针对各位睡眠不足的母亲的研究，我们有一个非常有趣的发现。我们请妈妈们写下到底是什么给她们带来了压力。然后，我们把这些日记交给专业的程序员，他们将这些压力源分类，尽可能根据压力的程度来确定它们会造成多大的影响。这是重要的压力源吗？或只是一些小麻烦？接着，再将妈妈们在压力下的反应与其睡眠记录进行交叉对比，结果发现：无论睡眠质量好坏，每个人在经历压力事件时都会感到高压。一旦发生了会带来压力的事件，她们就会压力倍增。睡眠较差时，她们即使面对中低等程度的压力，也会有较强烈的反应，甚至面对通常不会引起压力的事件时，也会有所感知。糟糕的睡眠降低了她们感受到压力的门槛。

睡得越少，压力越大

睡眠不足会改变你对事物的看法，也会改变你对生活的感知。虽然具体的影响程度有待进一步研究，我们也在实验室投入了大量的时间去研究，但有一点可以肯定：与睡眠充足时相比，睡眠不足时人们更容易感受到压力，对事物的看法也截然不同。

睡眠不足时，我们更容易陷入冲突，甚至会与最亲近的人发生矛盾。密歇根大学的艾米·戈登博士在一项研究中发现，如果研究对象晚上的睡眠质量不佳，第二天更容易和另一半发生争吵[4]。在另一项研究中，还有一个有趣但并不意外的发现。研究人员把多对夫妻带到实验室，请他们共同完成一项任务，而这项任务主要与两人之间的矛盾有关，比如谁负责洗碗、谁负责采购、有没有抽出时间陪伴对方、政治话题等。解决这些矛盾后，夫妻双方要分别完成一份调查问卷。在问卷中，他们既要描述自己的感受，又要描述另一半的感受，还要评估他们是否认为自己已经成功地解决了问题。结果发现：首先，前一晚没有睡好的夫妻，在争吵期间会感受到更多的负面情绪，积极情绪则较少；其次，人们的睡眠质量越差，就越难理解另一半的感受，他们做不到换位思考，也无法感同身受；最后，也最令人担心的是，在一段亲密关系中，如果伴侣的睡眠质量不佳，解决矛盾的可能性将大大降低。研究结论是：你的睡眠质量对你和身边亲近之人的关系有很大的影响。

睡眠不足还会严重影响你的身体健康，包括饮食选择，会导致你更偏好不利于睡眠（或健康）的食物。下面是一项我个人非常喜欢的关于睡眠、压力与选择的研究。

研究人员搭建了一间货品充足的虚拟杂货店，并邀请研究对象进店选购。研究对象可以领取一笔费用，在店内自由消费。但是，研究人员会剥夺他们的睡眠时间。结果发现，研究对象在睡眠不足时选择的食物与睡眠充足时的选择并不相同——他们的购物车里装满了高热量食品。为什么会这样？缺乏睡眠时，我们的大脑也会发生变化。研究人员推测，睡眠不足时，人们会更加"贪图享乐"，也更容易感到饥饿。我的同事——来自加州大学伯克利分校的马特·沃克博士，在实验室中开展了其他研究，他剥夺了实验对象的睡眠时间，然后让他们接受核磁共振成像检查，通过影像跟踪血液在大脑中的流动情况，监测在不同刺激下脑内的什么区域最活跃。核磁共振成像仪开始运转，发出嗡嗡的低鸣，研究人员开始监测实验对象脑内的活动。他们一边展示各种食物的图像，一边观察大脑的变化。研究人员发现，与睡眠充足时相比，当实验对象缺少睡眠时，看到高糖、高脂肪的食物，大脑的奖赏中枢会更加"活跃"[5]。

我们认为，当人们在睡眠不足时，抵抗冲动和欲望的能力会下降，而这些冲动和欲望恰恰来自大脑中最活跃的区域。这不仅是因为我们的奖励中枢在"超负荷运转"，还因为我们"减速刹车"的能力减弱了。打个比方，"刹车"就像你的执行控制系统，或者说是"站在你肩膀上的天使"。有了它，我们才能做出更好、更明智、更具策略性的选择。在执行控制系统的帮助下，行动与目标得以保持一致。在实验室研究中我们还发现，这些实验对象的执行控制系统基本处于关闭状态。"只加油，不刹车"就是我们缺乏睡眠时的状态。

同时，我们也认为，"不刹车"会让缺乏睡眠的人更加敏感、情绪化，进而影响日常生活。我们早已见过不少实例。比如，患有睡眠障碍的警察在审讯犯人时会更加暴躁易怒[6]；精神倦怠的法官会做出较长刑期的判决[7]；在等级分明的体制内，缺乏睡眠的上级领导对待下属的态度大多很糟糕[8]。总而言之，我们观察到，缺乏睡眠的人会变得内向，只关注自己的需求，忽视集体或群体的利益。简单来说：人如果睡不好觉，就无法呈现最佳状态。

更糟糕的是，当我们感受到压力和困难（就像我们睡眠不足时那样），就会做出某些举动来舒缓。比如，在晚上喝咖啡，或许还会喝点酒。我们通过食用某些食物来缓解压力。在压力的影响下，我们做出的选择与睡眠不足时相似——倾向于选择高脂肪、高糖的食物。这绝非偶然，其中暗藏着生物学原理。面对压力时，我们的身体渴望这类食物，因为它们可以抑制皮质醇反应。当皮质醇反应过度时，你的身体会倾向于选择高脂肪、高糖的物质，因为这类食物像"药物"一样，有助于缓解压力[9]。但这类食物并不健康，也不利于睡眠。

研究人员早已发现，睡眠的减少与某类食物（如加工过的碳水化合物和糖）的过量摄入有关。同时，吃更多蔬菜和纤维的人似乎睡得更好。但二者之间的关系是怎样的呢？是相互关联，还是因果关系？哥伦比亚大学的研究人员玛丽·皮埃尔·圣昂热博士致力于解开这个谜题。她和同事进行了一项严格控制研究对象睡眠和饮食条件的研究：研究人员负责监测睡眠（而不是让研究对象自述），一位营养学家来准备膳食[10]。研究的结果与之前的发现相似：蔬菜和健康的脂肪的确有助于睡眠。此外，他们还发现了深层次的原因：当人们的饮食结构，从以高纤维和水果蔬菜为主，逐渐转为以饱和脂肪和简单的碳水化合物为主时，慢波睡眠随之下降。慢波睡眠是睡眠周期的一个阶段，在这个阶段，你可以获得深度的恢复性睡眠。

碳水化合物爱好者们，请注意！碳水化合物很有讲究。研究发现，尽管大多数的碳水化合物都能帮助我们更快地入睡，但只有某几种碳水化合物能帮助我们维持睡眠状态。单一的碳水化合物和含糖的碳水化合物（如比萨、白面包、百吉饼、意大利面等）只会让你在晚上频频醒来。相比之下，复杂的碳水化合物（即高纤维食物，如红薯、燕麦片、全麦面包等）可以使你睡眠稳定。圣昂热博士认为，这可能是因为这类食物也有助于稳定血糖[11]。

结论就是：当你感受到压力时，大脑和身体会迫切地需要某一类食物，你也很有可能在压力的作用下选择食用这类食物，但这只会让你更难获得稳定、良好的睡眠。

　　总结来说：缺少睡眠的人更容易感受到压力，哪怕只少了一点点。面对压力，他们可能会做出不同于以往的选择，而且这些选择并不利于次日的睡眠，比如选择不健康的食物，或者因为时间紧迫而放弃健身等，甚至还会做出加剧压力的选择。从生物学的角度看，这种做法并不健康。现在，我们还了解到，当压力长期存在时，细胞会加速衰老。端粒，也就是染色体末端的重要结构会受到侵蚀，而这些端粒在控制细胞老化的过程中扮演着重要的角色[12]。你知道吗？睡眠不足也会造成同样的后果[13]。

　　如果你正在失眠，或是难以获得足够的睡眠，那么很遗憾地告诉你，这绝不是好事。"我当然知道睡眠很重要！"也许正在读这本书的你正在心里大喊，"就是因为知道，我才选择看这本书！"我们之所以在这里讨论这个话题，是因为还有几个重要的原因。

本书为我们提供了干预办法

　　我在前文提到过，睡眠和压力构成了一个循环——睡眠时间短或者睡不踏实时，压力就会增加；我们在高压下做出的决定又会导致睡眠质量下降。二者互相影响，好似箭头的两端，互相拉扯，互相牵制。但是，只要我们了解其中的逻辑，明确哪些选择对我们的影响最大，就可以进行有效干预，降低负面影响。

好消息是：我们可以从两个方面入手——只要提高睡眠质量，压力就会降低；只要调节压力反应，或者有意识地改变我们应对压力的方式，睡眠就会得到改善。无论哪种方式，都会令我们受益匪浅。

在治疗睡眠诊所中的失眠患者时，我发现这种方法很有效：双管齐下。睡眠与压力之间既可以是疯狂的恶性循环，也可以是加速向好的良性循环，这取决于干预方法是否得当。压力越小，就越能做出对睡眠影响较小的选择；睡得越多，可供选择的空间就越大。一旦进入良性循环，改变就会呈指数级增长，就像一块从山顶滚落的石头，速度越来越快。

你可能需要改变你的生活

很多来到睡眠诊所治疗失眠的人会发现，他们的某些生活习惯并不利于改善睡眠。这很难克服，尤其当你被困在特定的工作环境中，或者压力完全超出了你的承受范围时，比如面对经济压力或者亲友患病等情况。我们不可能克服所有困难。但需要注意的是，我们正生活在一个"轻睡眠，重工作"的社会。在睡眠诊所中我观察到，社会环境对失眠患者的影响巨大。现代社会提倡高效的生产力，忽视了休息的重要性。讽刺的是，我们最需要的就是休息，只有充分地休息，才有可能提高生产力、创造力、工作效率和创新能力。

总的来说，现在的人普遍睡眠不足。坦白来讲，这是一种流行病。睡眠障碍真实存在，绝不是凭空杜撰。在睡眠诊所中，我发现人们经常误以为是自己的睡眠出了问题，但实际上，是我们的生活出现了问题。

问题源于你的生活方式

睡眠是精神的补给站，帮我们应对生活中的"枪林弹雨"。如果生活中的压力长期存在，并影响了你获得所需睡眠的能力，我们就要及时处理。在睡眠诊所，经常会发生下面这种情况：患者来到诊所，填写大量的问卷，并通过写睡眠日记的方式记录白天和晚上的状态。然后我们分析资料，与患者们一起改善睡眠，结果发现睡眠不足并不是由病理性原因或生理性原因引起的。相反，是他们的生活方式出了问题。这些问题起初并不容易被发现，但需要被重视。

本章开头提到过，我们的大脑和身体完全可以处理好白天的压力和挑战，这是事实。人体具备这两种功能：恒定睡眠驱力和昼夜节律。这些是与生俱来的，甚至完全不需要我们费心。了解到这一点后，我感到很庆幸，我十分信赖人类的身体系统。但在高压之下，我们的睡眠容易被影响，自然入睡过程出了问题，使得入睡变得越发困难。在这种情况下，我们的确需要采取干预措施。

在高压的影响下，有两个主要因素妨碍我们的睡眠：皮质醇和交感神经。

你所感受到的压力会影响血液中皮质醇的释放。皮质醇是一种新陈代谢激素，它可以为细胞提供充足的葡萄糖。从根本上说，皮质醇有助于调节能量。

皮质醇在你体内消退、流动，有其自己的昼夜节律，不受压力的干扰。它是人体一项正常、健康的机能。当大脑或肌肉有需要时，皮质醇的数值会发生变化，影响葡萄糖的供应。换句话说，人体对能量的需求会刺激皮质醇的释放，压力就是诱因之一。你的身体想要有更多的能量，而且越快越好（比如战斗或逃跑反应*，试想一下你正被老虎追着跑，你的潜能将被无限激发！）。在这种情况下，身体会释放一剂皮质醇。正如前文所述，常见的压力事件（交通堵塞、人际矛盾、高压工作环境）可能并不会影响你的睡眠。压力事件过去后，你的身体开始渐渐代谢掉皮质醇。但如果压力事件频繁地发生、皮质醇持续升高，你的睡眠就会出问题。

同时，皮质醇也参与觉醒反应。每天早上醒来后，你体内的皮质醇会激增，达到峰值，你逐渐清醒，起床开始新的一天。早晨是皮质醇分泌最多的时段，你会感到能量充沛，活力满满。在随后的时间里，皮质醇逐渐减少。到傍晚时分，你的身体处于低皮质醇状态，这样你的身体就准备好在几个小时后进入睡眠状态了。但是，我们发现，对于长期生活在高压之下的人来说，他们的皮质醇水平并没有以同样的方式缓慢下降，而是一直保持在较高的水平。

对于很多人来说，即使皮质醇升高，他们也能入睡。他们能够对抗强大的恒定睡眠驱力和昼夜节律。但是，皮质醇的升高可能会引发失眠，降低睡眠质量。我

---

* 战斗或逃跑反应，由心理学家怀特·坎农提出，指在条件刺激下，人体会做出防御或逃跑的准备。

们知道，服用大剂量类固醇（比如：泼尼松）的人会经常失眠，而皮质醇实际上是一种天然类固醇。

这种皮质醇不断升高的现象，我们称之为"压力生理失调"。当交感神经过度活跃时，也会出现失调现象。在健康、平衡的身体系统中，交感神经（在打架、飞行、体温降低等情况时工作）和副交感神经（在休息和消化等情况时工作）交替工作。睡觉前，副交感神经会接管我们的身体。但是，压力系统失调的人会一直保持高度兴奋的状态，很难放松下来，其表现为血压较高，心率变异性*较低。其中，心率变异性与慢波睡眠息息相关。

如果我们承受着很大的压力，就很难在睡觉时脱离交感神经的控制，让副交感神经发挥作用。我们的身体仍然在工作，精神处于兴奋状态，感觉不到累。导致这种情况发生的不一定是灾难性的压力源。寻常的工作压力也可能导致这种现象。能量的消耗（无论是皮质醇的分泌，还是交感神经的参与）并不会影响我们的睡眠。

那就又回到了这个问题：在我们的生活中，究竟是

---

* 心率变异性指逐次心跳周期差异的变化情况，该指标可用来判断心血管等疾病的情况。通常认为心率变异性较低属于不利因素，反之则属于有利因素。

什么妨碍我们拥有良好的睡眠？是什么引起的压力？我们能做些什么呢？

　　睡眠诊所有一位失眠患者，她晚上睡不着觉，早上到点又要起床上班。她在金融行业工作，事业心很强，她担心睡眠不足会影响自己的工作表现。我们做的第一件事（我们经常这样做）就是排查引发失眠的病理性原因，结果显示她没有任何问题。她很年轻，也很健康。后来，我让她回家记录睡眠日记，然后发现她的睡眠质量真的很糟糕。首先，她睡得很少，而且非常不规律。平时，闹钟一响（早上6点45分）她就会起床。但是，她的工作时间很长，经常熬夜到很晚，上床后她又开始焦虑，若是不快点睡着，就会睡眠不足，那就会影响第二天的工作。工作不忙的时候，她也会早早上床补觉。周末也都用来补觉，一觉睡到第二天中午。

　　问题在于，她的睡眠极不规律。她的身体不知道什么时候该睡觉。当一天结束时，她也没有给自己预留真正的睡前放松时间。

　　当你的睡眠和日常活动被打乱时，身体不知道接下来会发生什么，它感知不到任何提示，从而关闭了压力系统，增加褪黑素的分泌。你的身体搞不清楚什么时间应该做什么事，也无法放松下来，准备进入睡眠状态。

你的身体认为仍处在白天，于是不断释放一剂又一剂提供能量的皮质醇，好让你有力气工作。

"问题不在晚上，"我告诉她，"而在白天。"

失眠是如何被诊断出来的？验血吗？不，大多时候是我们自己判断出来的。如果你经常睡不好（比如，在过去的三个月里，每周至少有三个晚上难以入睡或者睡不踏实），哪怕能睡着，醒后也感觉疲惫不堪，且这并非物质、药物或精神疾病引起的，那就可以断定你失眠了。治疗方法听起来可能并不靠谱，却出奇地有效，那就是调整心情，提高睡眠质量。不要担心自己睡不着，问题自然会迎刃而解。这时你会发现，自己睡得更香、更久、更安稳了。你还会发现睡眠变得规律起来，入睡不再困难，你也不会再因为睡不着而焦虑。对许多来到诊所寻求帮助的失眠患者来说，他们真正的问题在于白天的时间利用不当，因为他们的生活被压力和活动填满了。白天不可预测，是因为他们太忙了。有时白天忘记吃饭，有时又熬夜到很晚。没有了这些提示（即我们在前文讨论过的授时因子），等到了该睡觉的时间，大脑和身体就会很困惑。讽刺的是，失眠患者在事后才发现问题所在，因为大多数的失眠患者都会说，他们的时间都用来思考今晚"能不能睡着"和"能不能睡足"了。

我们为这位特殊的患者制订了一张轻松的作息表，预留了机动时间，但她必须每天在固定的时间起床、吃饭、健身和关闭电脑。这立刻暴露出她的工作要求太高，经常影响她的睡眠。但改变作息对她来说非常困难，她不敢耽误工作进度，生怕错过截止时间，因为她承担不起后果。看起来，她很难做出让步。但是，我们需要理解很重要的一点——睡眠债会降低你的工作效率，让你的思维迟钝，限制你的创造力。你会发觉，你越来越难集中注意力，精力容易分散，你越来越迟缓，效率越来越低。虽然下面这条建议听起来有些反人性，但真实有效。处理紧急工作时，最好的方法就是不要急着赶在"那一秒"完成，尤其是当"那一秒"恰好在深夜，早已超过了你的就寝时间。

　　我告诉这位患者，她要好好考虑一下这个问题。"关于这一点，我帮不上忙。"我说，"你要想办法让自己有更多的时间睡觉，否则，你只能接受这样的生活方式，努力忍受被工作挤压睡眠。"

　　最后，她采取的干预措施是——换一份工作。她做到了！她平级调动到另一家公司，这家公司没有那么高的要求，更加注重员工的健康和活力。

　　别担心！你不一定非要换工作！但是，如果你试遍了这本书中提到的方法，睡眠状况仍然毫无起色，那么你应该考虑是否需要调整生活状态。慢性睡眠问题就像煤矿里的金丝雀*，是危险的前兆，它提醒我们某些地方出现了问题，而有问题的，不（仅仅）是你的睡眠习惯。如果你经常因为白天压力过高或工作强度大而睡眠不足，那么你应该好好考虑一下了。失眠症患者会有一个共同的发现：睡眠债是会累积的，缺少的睡眠会一日一日地累积起来。虽然我们可以找额外的时间补觉，但不幸的是，这种方法并没有用。睡眠是补不回来的，睡眠也不能被存储起来。

我没有夸大其词。如果你只是偶尔睡不好或者睡得少，那第二天补一觉是完全没有问题的。当你醒来时，睡眠气球已经稍微充了一点气。再睡上一小会儿或者晚上早点休息，都可以帮你把缺少的睡眠弥补回来。这一点毋庸置疑，无须担心。但是，我们在这里讨论的是因日常生活、习惯或工作需求而导致的长期睡眠不足。在社交场合中，我时常听到人们谈论他们是如何"利用周末补觉的"，我在一旁静静地听着，内心很清楚这种方

---

* 英国矿工在下矿井时会带一只金丝雀，因为它们对燃气极其敏感，燃气稍有泄漏，金丝雀就会停止鸣叫。后用来指代某种危险现象出现的预兆。

法根本没用。长此以往，他们的昼夜节律将会失调，接下来的一周中，他们依旧在工作日熬夜晚睡，白天则会疲于应对，进入恶性循环之中。

但是，在你采取任何激烈的干预措施前，请先尝试一些简单的方法。下面这些方法容易操作，可以应用到每一天的生活之中，无论你有多忙。

解决白天的问题

在 NBA 比赛中，球员（和教练）都知道，要想打满整个赛季，那么每一场比赛上场的时间应该是有限的。他们把这种策略称为"负荷管理"。我们也一样，要想安排好每一天，就需要在自己的生活中考虑负荷管理。

我在诊所中见过许多忙碌的患者，前文提到的那位女患者（她最终换了工作，过上了可持续发展的生活）是非常典型的一位。他们太忙了，时间根本不够用，被工作、家庭和其他事情压得喘不过气来。他们欠了太多睡眠债，甚至可能（有意识或无意识地）报复性熬夜，我们也称之为"报复性睡前拖延症"。劳累了一天后，他们明明应该早点休息，却迟迟不肯睡，宁肯熬夜，也要找回白天被剥夺的时间。"报复性睡前拖延症"是一个相对比较新的概念，但相关的文章或科学研究并不在少数。研究这一现象的心理学家和科研人员发现，当人们试图掌控时间时，却发觉白天的时间被占满，脱离了自己的掌控，总有事情需要处理，于是就想在晚上找回补偿。

也许在忙碌的一天结束之后，你仍然感觉压力很大。也许你正处在睡眠不足的恶性循环中，致使你白天做出的种种选择造成了夜间睡眠障碍，加重了压力。也许白天的时间不由得你做主，你试图在深夜找回一些私人时间。无论是哪一种情况，解决办法是一样的：休息一下。我指的是真正的休息。休息的时间可以很短，但你应该远离电脑和手机，放松下来，清醒一下，找点乐子。具体做法因人而异，这里不做赘述。我也是这样叮嘱睡眠诊所中的患者的。我说："这就是你的药方。"行动起来，主动一点，就当它是我开给你的药物——别找借口。

休息的时间可以很短：5分钟，10分钟，15分钟，多久都可以。但是一定要休息。午餐后休息一下，出去走走，买杯咖啡，一边晒太阳一边喝。设定好计时器，开始冥想。有些人并不喜欢别人建议他冥想，似乎现在到处都有人在宣传冥想的好处，但这是有原因的。冥想真的有用。研究显示，正念冥想和睡觉的作用差不多，二者都能帮助我们恢复精神。我们是怎么知道的呢？经常冥想（或长期冥想）的人晚上睡得更少[14]。原因是：冥想的时候，大脑的活动和睡觉时相仿，所以冥想的人并不需要那么多睡眠。对于很多人来说，冥想可以缓解压力，休养精神，就像睡觉一样。

　　简而言之：你不能一直忙忙忙！还指望白天忙得不可开交，一到晚上就能睡着，这是不现实的。我们的身体做不到这一点，大脑也不能。白天的生活方式是这些问题的根源，而这正是你夜晚皮质醇过高、交感神经过度活跃，或者下意识想熬夜到很晚的原因。所以，让自己稍微休息一下吧。一点点改变就有很大的影响。请注意，这可能需要几天的时间才能看到效果：记住，我们的策略是双管齐下。想象一下，这个过程就像在给你的"压力温度计"降温：白天，不要让温度升得太高，到了睡觉的时间，自然不需要花太长的时间去降温。我们把温度降低一点，就更容易得到良好的睡眠；我们睡得久一点，就更容易掌控生活，保持低温。情况不可能在一夜之间得到改善，但是你要记住，睡眠与压力之间的循环既可以产生负面的影响，也可以产生积极的影响。

减压小憩

今天，试着把眼光放长远一点，不止着眼于某一天……要看看未来的一周。把这一周看作一个整体。计划一下如何分配你的各项任务，这样事情就不会集中在同一个时间段里了。记住，还有一项任务是为了你自己——腾出时间睡觉和休息。这可以帮助你在截止日期前以及其他重要的待办事项上，为自己和他人做好规划，并设定可行的目标。

你只能做到这么多。不止今天，整整一周你都要调整好生活节奏，保护好你的睡眠时间，把压力保持在一个可控的水平上。如果你白天不再那么紧张，那么晚上就会轻松很多。

要知道，每一天都有很多事等着你去做。提前做好规划，从现在起，尽量避免欠下睡眠债。补觉或许偶尔有效，但睡眠债欠得越多，就越难偿还。

今天，我们要做出一个重大的思维转变：把睡眠放在首位。我们总是认为"睡觉不能赚钱",其实不然。睡眠可以帮助我们调整状态,获得成功。这是一种无形的力量,只是很难用肉眼看到而已。我们习惯了奔波劳累,哪怕身体亏损,也要坚持工作。我们没有意识到,如果每天晚上可以留给自己一点时间休息,我们将会变得更加高效和专注。

这意味着,我们要在白天找时间休息。

长期存在的压力是不会到了晚上就自动消失的。为了弥补白天的遗憾,我们总是在晚上找对策。其实,你需要在白天抽出时间休息、放松、娱乐。再忙也可以挤出休息的时间。今天就行动吧!

规则

你今天的目标是:一天至少小憩 5 次。时间可以是 5 分钟、10 分钟或 15 分钟,甚至更久,你可以根据日程安排灵活调整。

请准备一张清单,快速列出你在休息时要做的事。我的建议是,你可以冥想 5 分钟(如果你需要一些指导,可以下载一款冥想应用软件);散步 10 分钟;听 15 分钟你最喜欢的播客;打开你最喜欢的歌单,一边听歌,一边在附近街区散步；到户外去，让自己沐浴在阳光里；给花园除草，如果除草能让你感到轻松且满足的话。请自由选择，这是你为自己打造的专属休息时间。

请从以下两个方式中做选择，为自己的休息负责：

1. 设置计时器。请在手机上设置 5 个闹钟，响铃时间自定。闹钟一响（一定要足够响），你就放下手头的工作，开始休息。

2. 坚持休息，让其成为一项常规活动。行为科学家建议把休息当作新的元素添加到日常生活中，这种方法快速、有效。你可以把休息时间与你经常做的事联系起来。比如，每去一次洗手间就休息一下，或者每回复一封邮件就休息一下。（休息的次数完全取决于你回复了多少封邮件！）

本周的每一天都要坚持这样做！今天如此，明天如此，后天也如此。希望在本周结束时，休息已经成为你日常生活的一部分，你能从中受益，不再因为时间紧迫而焦虑不安。然后，要一如既往地提醒自己，这么做是值得的：良好的睡眠是对未来生产力、创造力和幸福的投资。

犯困时
要选对方法应对

Rx

今日练习 | 把头伸进冰箱里

只要将压力视为挑战

而非威胁，

就能将压力转换为能量。

第3天 | **犯困时要选对方法应对**

　　下午 3 点，你通常感觉如何？是不是有点累？有没有哈欠连天，扫一眼时钟，试着重新集中注意力？也许你正处在一天之中工作最忙的时候，还有很多事要处理。但你的能量太低了。你开始怀疑是不是因为午饭吃得太早了，抑或是昨晚没睡好。也许你需要吃点零食提高血糖，或者再来一杯咖啡。

　　通常，我们会在下午 3 点左右经历能量低谷期，这非常正常。这是你昼夜节律中另一个预先设定好的部分。我们在前文中详细讨论过这个话题。早上，身体分泌皮质醇唤醒你；晚上，身体分泌褪黑素让你放松下来。你的生物钟在 24 小时里分秒不停地运转，时时刻刻都在忙碌。

当然，每个人的生物钟都不相同，但大多数都遵循一个基本模式：晨醒后，大脑的警醒度逐渐升高，几个小时后达到顶峰。到了下午早些时候（对大多数人来说，在下午 1 点左右），警醒度和能量水平下降，在下午 3 点左右达到最低点。然后再次上升，在傍晚的早些时候（一般在下午 6 点左右）再次到达一个小高峰，然后再下降。

　　现在，你已经了解了身体的节奏，可以通过调整这些时间点，更准确地把握自己的昼夜节律。如果你习惯早起，那你的各项时间点会早于平均水平；如果你是夜猫子，则会晚于平均水平。请注意，我们的昼夜节律原本就是起伏不定的。所以，从某种程度上讲，每到下午，我们就会感觉疲倦、效率变低，这只是人类与生俱来的一种倾向，也是生物周期的一部分。

　　但是，如果晚上你的睡眠出现了问题，也可能是睡眠不足或睡眠质量差导致的。还记得那个从你一睁开眼就开始膨胀的睡眠压力气球吗？好吧，如果你睡不安稳，或者起得太早，那么到了下午 3 点左右，气球可能就鼓了起来。到了下午，你会感到昏昏欲睡，疲倦乏力，甚至无法正常生活和工作，你可能会想尽各种办法熬过这段时间，坚持撑过这一天。有些办法是有效的，但有些办法会给睡眠带来负面的影响，这种影响可能会从太阳落山前一直持续到晚上。下面，我们来谈一谈应对下午困倦这一问题的注意事项。

改变生活的魔法：咖啡因

坦白说，我喜欢咖啡，每天早上都会喝一杯。当我坐下来专注工作时，还会再来上一杯。当我感到精力不足，需要提神的时候，也会选择咖啡。我喜欢手冲咖啡和旧金山的咖啡，当然，咖啡机做出来的也不错。我喜欢喝热饮，让甜甜的咖啡因进入我的血液，以最快的速度抵达我的大脑。作为一名研究睡眠的科学家，我曾深入研究过咖啡因对大脑、夜间睡眠周期的影响。我清楚地知道，咖啡因在大脑中经历一系列化学反应后，最终会对睡眠产生干扰。但我还是又给自己倒了一杯咖啡。

不管你是不是像我一样爱喝咖啡，生活中的咖啡因无处不在。我们常喝的茶和苏打水也含有咖啡因。调查发现，大约85%的美国人每天至少会喝一种含咖啡因的饮料[1]。也就是说，几乎人人都摄入了咖啡因。我们清醒了。也许有点清醒过头了。

这不是什么新闻。咖啡因被当作兴奋剂使用的历史可以追溯到有文字记载的时间点。世界各地都有关于咖啡因是如何被发现的传说。埃塞俄比亚的传说是这样的：一位牧羊人发现，每当羊群吃完某种灌木的浆果后，就会变得精力旺盛，睡不着觉。他向当地修道院的僧侣讲述了自己的发现，于是僧侣用浆果酿造了一种啤酒，然后发现这种啤酒能让他们在夜晚漫长的祈祷中保持清醒。墨西哥的传说是这样的：古时候，奥尔梅克人用可可豆制作了一种味道苦涩的能量饮料。后来，侵略者把可可豆制作成巧克力，为了提升口感，又加了糖。几千年后，在 19 世纪早期，一位名叫福尔杰·冯·星巴克（开个玩笑，他的名字其实是弗里德里希·费迪南·龙格）的德国化学家提炼出了咖啡因，也就是茶叶、咖啡豆、可乐果、马黛茶等植物中能使人获得能量的化学物质。他根据德语中的"咖啡"一词，将这种生物碱命名为"咖啡因"。

现如今，咖啡是地球上消耗量最大的饮料之一。国际咖啡组织的报告显示，2020 年至 2021 年间，全世界消耗了 166346 袋 60 千克的咖啡，相当于 1.4 万亿杯咖啡[2]。这又一次指向了我们"永远清醒，永远前进"的社会文化。此时此刻，就在你读到这些文字的这一秒，全世界的人正在喝下 26000 杯咖啡。下一秒，又有 26000 杯被消耗了。再下一秒……瞧，多么庞大的数字。

咖啡因是地球上使用最广泛的精神活性物质，而且是百分之百纯天然的。目前，研究人员认为，植物之所以会进化出咖啡因（一种生物碱）这种元素，其实是为了生存。含咖啡因的叶子落入泥土中后，周围的土壤便不再利于其他植物生长。同时，咖啡因可以驱赶某些以植物为食的昆虫。最后，动物和含咖啡因的植物之间会存在一种共生关系。为产生咖啡因的植物传粉的蜜蜂一旦体会过这种美妙的感觉，就会记住这株植物，下次还会再来为它传播花粉。喜爱咖啡的人类会不断地培育含咖啡因的植物。实际上，人类需要借助这类植物来提神醒脑（至少我需要），植物也需要借助人类的力量繁衍生息，二者互为助益。

而且咖啡因真的对你没有坏处！实际上，咖啡因对人体健康有益。研究发现，咖啡含多种抗氧化剂，具有抗炎特性，可以预防疾病。饮用咖啡还可以降低患心脏病、阿尔茨海默病和 2 型糖尿病等疾病的风险[3]。所以，如果你也是咖啡爱好者，或者喜欢喝绿茶、冰镇健怡可乐提神，那么好消息是：我不会反对。但我要告诉你的是，到了一定的时间，就不要再喝了。本书中提到的其他方法，你都可以随意尝试，但若在睡觉前体内仍残留咖啡因的话，那么不管你尝试什么办法，都会很难睡着。

当你喝下一口最喜欢的含咖啡因饮料，身体就会经历一些变化。还记得大脑中有一种叫作腺苷酸的物质吗？腺苷酸是一种助眠的神经化学物质。咖啡因和腺苷酸的化学结构非常相似，它能"骗过"我们大脑内的腺苷酸受体，拦截腺苷酸的摄入。腺苷酸持续累积，但是你摄入的咖啡因已经与这些腺苷酸受体结合，消除了困倦的感觉。所以，当你需要提神的时候，就会想摄入咖啡因。人们习惯依靠咖啡、茶、马黛茶和其他功能性饮料来提神。但是这并不能阻止腺苷酸的累积。这意味着当体内的咖啡因开始消退时，你将迎来"咖啡因崩溃"。

这时，很多人会选择再来一杯咖啡。但是注意看看现在几点。与其他化学物质相比，咖啡因的半衰期相当长。半衰期是核物理学中的专业术语，用来描述放射性物质衰变至原来强度的一半所需要的时间。以咖啡因为例，咖啡因进入人体系统后，强度减半需要约 6 个小时。我们来算算。下午 3 点，你感觉很困，于是喝了一大杯星巴克，其中含有 330 毫克的咖啡因。这意味着到了晚上 9 点，你的体内仍有 165 毫克的咖啡因，相当于两杯浓缩咖啡。大脑中有大量的咖啡因拦截腺苷酸，即便你能在这种情况下睡着，大概也睡不安稳，大脑也得不到充足的休息，因为睡眠期间本应发生的化学反应被中断了。

解决办法很简单：注意一天中喝最后一杯含咖啡因饮料的时间。咖啡因可能需要 10 个小时才能完全被机体代谢掉。所以，从上床的时间点往前推 10 个小时，你会发现：咖啡因并不是缓解午后困乏的最佳选择。我深谙这个道理。所以身边的人都知道，如果时间不合适，我会倒掉咖啡。非常遗憾，但我不得不这么做。

小憩有帮助吗？

新冠疫情防控期间，我的同事们找到了一线希望：前一晚睡不好的话，第二天小睡一会儿可以缓解疲倦。如果你是居家办公，那就更好办了。下午犯困了，你大可以躺在沙发上，闭上眼睛，小憩一下。现在，很多人的工作时间都更加灵活（当然，这是一把双刃剑，因为他们更早起来工作，更晚结束工作），躺在沙发上睡一觉比较容易实现。但这是个好主意吗？

数据显示，在疫情防控期间，有些人的睡眠时间实际上是增加了的，也许是因为省去了上下班通勤的时间。但同时，睡眠的质量却下降了[4]。人们睡得更久了，这一点毋庸置疑，但睡眠被打断、睡不安稳、养不好精神的问题同样存在，这可能与疫情防控期间压力、焦虑和抑郁的爆发密切相关，那是一个我们大多数人从未经历过的、充满不确定性的时期。讽刺的是，突然之间，我们可以睡够7～9个小时，但单纯延长睡眠时间是不够的。睡眠要发挥修复机体功能的作用才算有效。睡眠就好比"大脑洗碗机"，它的作用是清除所有新陈代谢的废物，让我们保持清醒和精力充沛，它必须经历所有的流程，就像真正的洗碗机那样。在压力的影响下，容易发生跳过或中断某个步骤的情况，那么整个清洗过程的效率将会降低。应对睡眠中断的策略尚在研究之中，但至少现在，我们需要克服下午犯困的问题，睡眠质量糟糕只会让这种情况愈演愈烈。所以，你会选择小憩一下吗？

当然！但是方法要得当。这里我先说明一下小憩的作用。研究证明，小憩一会儿有助于提高我们的警觉性。如果你迫切地想要睡一会儿，那证明你的身体收到了信号：你真的需要减轻一些睡眠压力，你的身体需要更多的休息，才能保证认知能力达到峰值，让你顺利地度过一天。小睡一会儿确实对身体有所助益。但问题是，这会影响晚上的睡眠吗？

失眠的人们来到睡眠诊所，我总是马上问他们平时是否会在白天小睡，如果有，那么时长和频率是多少。我们让失眠症患者做的第一件事就是不要打盹儿。如果存在入睡困难的情况，那他们需要做的第一件事就是保存好积累了一整天的睡眠压力，将其留到睡觉时间。想象一下：小睡过后，睡眠压力气球会释放出一些气体。的确，你醒来的时候可能会感到活力充沛，精神焕发，但是在你再次入睡之前，你仍需要把气球充满。

对于那些因为各种原因而难以入睡的人，一般我们给出的建议是：不要小睡。但是如果你确实需要小睡一会儿，请保持在 20～30 分钟内，这个时长刚刚好。为什么不再长一点呢？首先，睡得短一点可以确保你不会"挪用"晚上的睡眠。其次，小睡时长控制在 30 分钟内通常可以确保你不会陷入深度睡眠，也就是第三非快速眼动睡眠阶段。

让我们先暂停一下，来谈谈"睡眠周期"。睡眠周期是我们在睡眠科学中使用的术语。

你的睡眠蓝图

睡眠是有蓝图的，并且可以预测。在晚上的睡眠过程中，我们通常会经历 4~6 个睡眠周期。在每一个周期里，你都会经历两种类型的睡眠：非快速眼动睡眠和快速眼动睡眠。听起来没什么特别的，但我们之所以这样给睡眠分类，是因为这两类睡眠的功能截然不同。

首先出现的是非快速眼动睡眠。这类睡眠共有 3 个阶段，当你进入睡眠状态时，你就进入了第一个阶段。

"第一非快速眼动睡眠阶段"的睡眠较轻。你的感官系统没有关闭，你仍然可以感知周围的声音和刺激，也容易被吵醒。

接下来，你进入了"第二非快速眼动睡眠阶段"。这一阶段的特征是出现"睡眠纺锤波"，即睡眠期间神经活动的爆发。你的大脑在你睡觉的时候实际上是非常活跃的。大脑并没有停止工作，它只是切换到了另一种模式。在这一阶段，我们可以通过脑电图观察到神经活动的爆发，而神经活动的爆发又与学习过程有关：我们发现，大脑就是通过这些神经活动回放、巩固并建立新的连接。

最后，我们进入了"第三非快速眼动睡眠阶段"，也就是我们所说的"慢波睡眠"。这一阶段的睡眠属于深度恢复性睡眠。这也是最难醒来的睡眠阶段，如果你在慢波睡眠期间被吵醒，那么想要再次入睡就没那么容易了。

在这之后，才会出现"快速眼动睡眠"。在经历了非快速眼动睡眠的 3 个阶段后，你进入了快速眼动睡眠阶段。这个阶段因眼球运动的特征而得名。在这一阶段，你开始做梦——你脱离了慢波睡眠，你的睡眠变得更轻，你离意识也更近。但你会受到肌肉紧张症的影响，这是一种睡眠瘫痪症，你会发现自己根本动弹不得，没法起床。

每个阶段的睡眠时长都会随着夜晚的变化而变化。清晨，当你即将醒来时，非快速眼动睡眠变短，快速眼动睡眠变长。在经历了一个完整的睡眠周期后，你自然地清醒过来，这个时候，你可能会记得你的梦，这是因为你的睡眠周期（每个周期平均时长约 90 分钟）往往以快速眼动睡眠结束。早上醒来时，你的梦境很可能刚刚结束。

这些周期是动态变化的。它们随着夜晚时间的流逝自动切换，从一个周期进入另一个周期。人与人的睡眠周期变化也不尽相同——我们并不是机器人。但我知道，如果你小睡一会儿，进入慢波睡眠状态，醒来之后你只会感觉更糟，而不是更好。当我们从深度睡眠中醒来时，我们会认知模糊，昏昏沉沉。这就是所谓的"睡眠惯性"，我们并不总是在 20～30 分钟内进入深度睡眠，但当睡眠不足时，我们往往会更快地进入慢波睡眠。

如果你真的需要小睡一会儿，那就睡吧。让闹钟在 20 分钟后叫醒你，然后睡吧——你最了解自己的身体、睡眠需求和日程安排。但说实话，如果你到睡眠诊所来，跟我讲你睡不着，我会告诉你，不要小睡。我建议你把睡眠压力储存起来，留到晚上的睡觉时间。我会告诉你，下午 3 点以后就把杯子里的咖啡或者茶倒干净，我也会把我的咖啡倒掉。接下来，我将谈一谈给各位的几点建议。

改善午后犯困，还不牺牲晚上的睡眠

你的昼夜节律可能会在下午拖累你，对此你无能为力。如果你难以入睡，难以睡得踏实，或者难以获得高质量的睡眠，那么睡眠债就会在下午找上门来。所以我想带你们了解一些有用的策略和心理转变，然后我们直接进入今天的练习。

　　首先：优化今天的日程安排。思考要如何安排你的一天，才能更好地利用精力的高峰期，在昼夜节律下降的时候减轻压力。如果你非常了解自己的昼夜节律和精力的高峰，那你就可以更高效地利用它们来规划你的一天。精力充沛的时候，你可以试着解决那些对认知能力要求更高的问题。如果你需要创造力和专注力，或是需要集中精神、深入思考、头脑风暴，那就好好利用精力高峰期吧！把不太重要的工作或要求不高的任务留给能量的低谷期。对自身昼夜节律了如指掌的人甚至会在下午的晚些时候休息很长一段时间，待傍晚再回到紧张的创造性或战略性工作中，这个时候恰好迎来精力的第二个高峰期。但不要一直工作到睡觉时间，对此，后文再做详细解释。

　　另一个有效的策略是（不要恨我）：冥想。我们在上一章谈到了冥想，特别是正念冥想，这是一种有效预防白天压力积累的手段。前文还提到了很奇怪的一点：经验丰富的冥想者所需的睡眠似乎比一般人少。研究人员认为，这是因为冥想时大脑的状态接近慢波恢复性睡眠时的状态。因此，短时间的冥想不仅可以缓解压力，还可以像小睡一会儿那样让你精神焕发。一提到冥想，我们可能会想象某人处于一种宁静缓慢的暂停状态，但实际上冥想是相当活跃的，可以为机体提供能量。

下一步：让身体动起来。我必须承认，即便我需要提神醒脑，运动也不是我的第一选择。我宁愿按下咖啡机的按钮，享受热咖啡醇香、微苦、美妙的香味，等待它成为我血管中的液体能量，但科学告诉我，必须动起来。有数据证明，运动对重要认知过程（如工作记忆）的影响与咖啡因相近[5]。

此外：不一定要喝咖啡才能休息。不知道为什么，"喝杯咖啡放松一下"比"单纯休息一下"要容易得多。但大多数时候，当你走向咖啡机或街角的咖啡店时，大脑和身体真正需要的是其他东西，比如运动，呼吸新鲜的空气，换个环境。如果你感到疲倦、不安，并且行动迟缓，无法集中注意力，那你需要的可能不是一点咖啡因，你可能只是需要从你正在做的事情中快速抽离出来。试试这个方法：休息一会儿，只要 5～10 分钟就可以了，利用现有条件，做一些容易实现又有趣的事。有的人会选择这样做：绕着街区走一走，到花园里除草，放点音乐，整理书架。等你重新回到刚才处理的工作中时，我敢保证，你会感到精力充沛，专注力大大提升。

任何能够改变生活常态的事，都会对你有所帮助。打破固化的生活模式，新鲜的、与众不同的、非典型的事物将会唤醒你的大脑。为什么？因为"新奇"本身就能引起认知觉醒。毫不夸张地说，它能点燃更多的神经元，唤醒系统开始工作，通过皮质醇，把更多的能量推进你的身体系统。只要稍微调合一下，你就可以恢复精力，提高效率，直至这一天结束，顺其自然、毫不费力，也不用经历漫长的咖啡因半衰期。

　　因此，让我们尝试新鲜的事物，利用唤醒系统，开始今天的练习吧。

把头伸进冰箱里

没错！我是认真的。把你的头伸进冰箱里——这是有科学依据的。

下午3点，为了应对能量的下降，你的身体可能需要一点轻微的刺激。这里指的并不是极端的刺激，我不会让你洗冷水澡或者冬泳。但原理是一样的：寒冷会影响神经系统。如果你的神经系统运转缓慢，处于能量低谷期，那么暂时的"寒冷暴露"是有用的。

有一种名为"冷压疼痛实验"的方法，可以测试人们在各种压力源下产生的生理反应。我们请实验对象把手或小臂放在冰冷的水中，只要他们能忍受，就一直保持这种状态。同时，我们用电极监测他们的生理状况，记录心率和呼吸。结果显示，低温激活了心血管系统，导致血管收缩、血流速度减慢和血压升高。当你的战斗或逃跑系统启动时，会触发唤醒反应。在进行冷压疼痛实验时，我们不会让实验对象进入战斗或逃跑状态，但他们肯定会经历身体系统的觉醒。忍受寒冷也是一种锻炼——你可以训练自己的抗压能力。我们知道，对身体施加轻微的压力是有好处的。越来越多的证据表明，间歇性的压力，也就是所谓的良性压力，有助于健康的同时，还能延年益寿。

你想进入战斗或逃跑模式吗？不。但挑战性压力对身体系统是有好处的。当你经历恢复过程时，你的身体会产生剧烈的应激反应，然后你很快就能恢复，回到正常状态，而这既对细胞健康有益，还能补充能量。关键在于，你要试着正面应对并努力克服压力和挑战，不要畏缩不前。

在我自己的生活中，我发现只要将压力视为一种挑战，而不是威胁，压力就可以转化为能量。以我为例，我的压力源之一是公共演讲。我讨厌演讲！但不得不做。现在，我开始享受演讲的过程了。哪怕我只是站在舞台两侧，也能感受到压力激素的冲击，哪怕会恶心、慌张，甚至希望从未答应过来演讲，但我仍旧期待在完成这项可怕的任务后，我可以走下舞台并获得更多的能量。我的同事温迪·贝里·门德斯博士，总是用狮子追赶羚羊的例子来说明挑战性压力和威胁性压力之间的区别。试着在脑海里想象一下：非洲大草原上，一头瞪羚正在拼命奔跑，一头狮子紧随其后，似乎下一秒就要将瞪羚扑倒在地。狮子和瞪羚的体内都发生着一系列的代谢反应，消耗了大量的能量。换句话说，它们都感受到了压力。瞪羚正在承受威胁性压力，狮子则承受着挑战性压力。挑战性压力正是我们今天的练习目标：成为狮子，而不是瞪羚。具体步骤如下：

● 下午犯困的时候，一头扎进冰箱里吧！

尽量多待一会儿。或者，如果可以的话，让厨房的水槽蓄满冷水，温度越低越好，然后把你的小臂浸泡在冷水中，在家里进行冷压疼痛实验。

● 寒意来袭，你要留意身体是否不适

请忍耐一下吧。试着放松下来，感受刺骨的寒冷。结束后，你的身体系统将会加速运转：心率略微升高，神经系统开始运转，警觉性提高。

● 迎难而上

对于身体系统来说，这只是一个很小的压力源，并不算大。但随着时间的推移，如果你发现自己对正在发生的某件事产生了压力反应，可以试着把它当成令人兴奋的挑战，而不是一种威胁。压力研究员艾丽莎·伊帕尔博士认为，积极的压力，比如锻炼、寒冷暴露，或者挑战性压力（你能很快从中恢复过来，而不像威胁性压力一样持续的时间较长），可以调动激素，促进细胞的代谢，具有疗愈和益寿的功效[6]。这不仅对你今晚的睡眠有帮助，也对你体内的细胞有好处。

设置"焦虑时间"

R_x

今日练习 | 停车场训练

在这段时间里，

你要纯粹地

体验焦虑。

第4天 | 设置"焦虑时间"

人类是复杂的动物。我们与其他哺乳动物的区别在于人类具有想象力。单凭想象，我们就可以穿梭时空，回到过去、畅想未来，重温或重写过往，创造出各种各样的场景，并补充生动的感官细节。我们拥有惊人的能力。这是我们在生物界脱颖而出的根本原因。但是，这些进化优势都存在缺陷——担忧、焦虑、思维反刍。因为我们非常擅长想象，善于模拟过去和未来，所以很容易陷入一种思维模式——专注于那些我们无力改变的问题。我们会回想那些感受到压力或沮丧的时刻，再次沉浸于当时的情绪。不知不觉，压力水平就会上升，这对我们没有任何好处。我们经常会遇到这种情况。如果给人类写一份简历的话，那么这一点一定会被列为

"最佳技能"。

在忙碌的白天，担忧、恐惧和遗憾很难占据我们的思想。以我为例，实验室里的工作一件接着一件，查看完研究数据，还要接打电话，我没有太多机会坐下来思考。手头总有做不完的紧急任务，我的注意力和思维会都集中在工作上面。但是，当我们躺在柔软舒适的床上，在无声的黑暗里时，思想会变得异常"响亮"。然后，我们就陷入了思维反刍：开始回想过去，希望曾经发生过的某件事可以变得更好。这不是担忧，我们担忧的大多是尚未发生的事情。我们认为，思维反刍是导致失眠的主要原因之一。

思维反刍对睡眠的影响究竟有多大？为了研究这一点，我们设计了一个精妙的实验：故意在白天让实验对象感觉很糟糕，然后看看晚上会发生什么[1]。

思维反刍：睡眠杀手

参与这项研究的实验对象不必跑到睡眠诊所去，在舒适的家中就能独自完成。事实上，我们让他们待在家里，远程参与，这样我们就可以设置一个可操控的场景，让实验对象体验被外界孤立的感觉。坦白来说，这样做的话，实验对象很快就会产生消极情绪。总之，我们的目的就是故意让他们感觉很糟糕。但是实验对象并不清楚这一点。他们只知道实验大概会持续两个晚上，而他们要在第一个晚上安静地看一段视频，第二个晚上与其他实验对象进行线上互动。我们研究的正是他们每天晚上睡前一个小时的状态。所有的实验对象都需要佩戴一种研究级别的手腕设备，又名"人体活动监测器"，来监测他们整晚的睡眠情况。

我们给每位实验对象发了一台笔记本电脑，提前安装好他们需要使用的软件。第一天晚上的要求很简单：每个人要在笔记本电脑上看一段视频，然后上床睡觉。第一天晚上是"控制条件"，它为每个参与者的典型睡眠和睡眠习惯（就寝时间）设定了基线。第二天晚上，情况变得有趣了。

第二天晚上，实验对象必须和前一晚一样，在同一时间启动笔记本电脑。但这一次，主持人要求他们登录聊天软件，与其他实验对象互动，当然，这些实验对象都待在各自的家里，远程参与实验。其实，并没有什么"其他实验对象"，只有我的研究助理负责主持，并操控看起来像实验对象的虚拟账号。在研究开始前，每位实验对象需要选择一个头像来代表自己。虚拟账号被称为"同盟者",也有头像。所以,在实验的第二天晚上,每个聊天室里都有两位虚拟同盟者和一位真实的实验对象。

真实的参与者坐在笔记本电脑前,还以为自己正在与其他真实存在的人聊天。他们需要和新认识的朋友玩一款名为《赛博橄榄球》的小游戏。这不是什么高科技的虚拟现实游戏,只是一款基础的像素游戏。游戏界面中有一颗橄榄球,参与者可以选择把它扔给其他玩家。这颗闪烁的橄榄球从一个玩家跳向另一个玩家,从一个头像跳向另一个头像。这是一款极其简单且毫无意义的游戏,人们可能很快就会感到无聊。但是,到了某个时间点,在主持人的控制下,两个同盟者会把实验对象排除在游戏之外。于是,现实生活中的那名实验对象就只能看着这两个虚拟小人玩游戏。

这个场景在之前的科学研究中也出现过,并不是我们最先发明的。这个测试就是会让人产生被孤立和被社会排斥的感觉。一篇经常被引用的论文中提到,研究人员曾让实验对象一边玩游戏一边做核磁共振。扫描结果显示,在游戏中被排挤时,实验对象感受到了被孤立,大脑中的痛觉区域被激活[2]。所以,我们知道这个测试可以有效激活大脑中相应的区域,以便我们研究它对其他因素的影响。但这种刺激比较温和。我们希望能够再强烈一些。于是，主持人介入游戏，并告诉真实的人类实验对象："你被随机选中啦！请发表演讲！"

我们会给实验对象拟定一个演讲主题，两名虚拟的同盟者需要在聊天室内给出反馈。压力来了。我们给定的主题包括：好朋友需要具备哪些特质？你支持沃尔玛公司对待员工的方式吗？你如何看待谷歌控制着大部分的互联网广告收入？

实验对象开启摄像头，开始演讲。同盟者则开始评论："你看起来有点紧张。""你刚才说的其实不是很有道理。""天啊，幸亏我没被抽到演讲，太折磨人了！"

最后，同盟者会谈论起完全偏离主题的话题。实验对象可以看到聊天内容，并会察觉到研究中的"其他人"不再关注自己。最后，主持人负责收场。"好的，谢谢你的参与！"他对演讲者说，"晚安！"

面对这种情况，每个人的第一反应都不同。有的人会有点恼火，但还是会继续演讲；有的人慌了；有一个人非常生气，她猛地关上了笔记本电脑，提前结束了聊天。我们的预判是，在经历过这种情况后，实验对象的睡眠时间肯定会变少。结果的确如此。但数据中有一些有趣的细微差别。实验对象第二天入睡的时间比第一天晚上要晚得多。"晚得多"指的不是他们在平常的时间上床却睡不着，而是他们熬夜了，大概是因为遇到了压力事件，产生了觉醒反应。此外，在实验开始前，我们让实验对象填写了一份关于思维反刍的问卷，然后评估他们反刍倾向的高低。结果表明，在遇到社会排斥事件之后，反刍倾向高的人睡眠变化最大，反刍倾向低的人受到的影响要小得多。

这说明了什么？你的反刍倾向越高，就越容易被那些你认为消极的、有压力的或者有威胁的事件影响。在反刍倾向高的人眼中，模棱两可、不好不坏的事情也会带来压力。结果就是，这些人会不断地经历觉醒反应，推迟就寝时间，入睡变得困难。想要入睡，就得放下高度的警惕，但反刍使我们保持警惕和高度觉醒，我们的脑海中一遍又一遍地重演着白天、过去一周或过去几年发生的事。睡眠和反刍是两种完全不相容的思维过程。

你是否经常陷入思维反刍？

这项实验得出的结论是，如果你时常陷入思维反刍，那么你更容易受到当天"令人遗憾的事件"的影响。社会排斥的确会妨碍我们的睡眠，但其他令人遗憾的事也有同样的影响。我们之所以关注社会排斥，是因为人类天生就是群居动物，社会排斥会引起强烈而真实的消极反应。社交是我们的天性，内向的人也不例外，我们非常敏感，极容易受到人际关系变化的影响。下面这个例子很好地诠释了这种压力有多么强大——与人们可能经历的其他主要的压力源或生活变故相比，像失恋这种与人际关系有关的压力源，是抑郁症最主要的诱因之一[3]。事实上，"差距感"会对身体健康产生切实的影响。在相关的科学研究中，我们经常会利用到"社会评价"，无论是显性的还是隐性的，因为社会评价能够清楚地反映出压力对人的影响[4]：当血液中皮质醇的水平升高时，交感神经活动增加，认知过程受损。此外，我们还观察到睡眠受到的影响。

在这项研究中，消极的经历缩短了实验对象的睡眠时间，平均减少了一个小时左右。这种事件发生的时间距离睡觉时间越近（消化和接受的时间就越少），影响就越大；人们越容易陷入思维反刍，影响就越大[5]。

为什么有些人天生就比其他人更容易陷入思维反刍呢？原因有很多。大脑中的化学物质有一部分是遗传的：我们天生就具有某种倾向。我们也知道，在人生早期阶段经历坎坷的人更容易陷入思维反刍，一部分原因是，经历过苦难的人警觉性更高，不好不坏的事在他们看来也是消极的或者具有威胁性的，这反过来也会触发压力反应，其中就包括思维反刍。最后，我们想得越多，这种思维模式就越根深蒂固。神经通路就像森林里的小路，我们走得越多，路径的印记就越清晰、越不容易消失。但这样也有好处：就像森林中的小路一样，走得越少，印记就越模糊。我们脑内的神经具有惊人的可塑性。

大脑是行为、性格、习惯和信仰的指挥中心，它其实是可以被重塑的。换句话说，即便你的反刍倾向较高，也不代表无药可救。这是可以改变的。不过，让我们先来大致了解一下你的情况：

- 你的注意力是否经常集中在你希望自己不再去想的那些事上？
- 你是否觉得很难做到不去想自己的事？
- 你是否经常浪费时间去回想那些已经过去的事？
- 你是否会一直沉浸在自己的世界中不能自拔？
- 你是否经常琢磨生活中那些不再需要你关心的事？

如果以上所有问题的答案都是肯定的，那么你很可能是一个容易陷入思维反刍的人。思维反刍很常见。这完全是人类的正常反应。我们总是认为，只要深思熟虑，就可以找到解决问题的办法。但问题是，我们（晚上躺在黑暗中）试图解决的问题其实大部分都无法解决。人类的天性难以改变，思维反刍永远存在。我们不断回想着生活中的问题，坚信自己可以像解开数学题那样解决它们。可是我们不仅做不到，还不肯放弃。

和我们预想的一样，在新冠疫情防控期间，焦虑和思维反刍的情况非常严重。睡眠诊所的排队名单变长了，一页接着一页。调查显示，失眠的人增多了。焦虑、抑郁、担忧……在疫情防控期间，尤其在早期阶段，这些情绪达到了顶峰[6]。患者们表示，入睡越发困难且睡不安稳，无数的人在清晨就会醒来。他们会在凌晨 4 点突然醒过来，然后就睡不着了，这是有原因的：清晨的睡眠比较浅。很有可能是你遇到了压力源，而黎明前恰好是快速眼动睡眠的时段，压力源在这一时段唤醒了睡眠比较轻的你。此外，尼尔森市场监测和数据分析公司追踪了疫情防控期间电视和媒体的使用情况，数据显示，媒介消费增长了 60%[7]。特别是在压力或创伤累积的时期，媒介是睡眠的劲敌。源源不断的信息流直接进入你大脑中的虚拟现实模拟器，这太可怕、太令人担心了。哪怕你只有一点点反刍的倾向，任何一件没有在你身上发生过的事情都会为深夜的大脑提供活跃的思想素材。这是一种恶性循环：在思维反刍的影响下，你的睡眠质量开始下降，而没有获得充足睡眠的你更容易陷入思维反刍。你越来越容易受到侵入性思维的影响。你的"精神盔甲"太脆弱了。

就我个人而言，我不太容易陷入思维反刍，但偶尔也会遇到这种情况。一旦遇到刺激、压力或压力源，任何人都容易陷入思维反刍的循环怪圈。反刍引发的压力反应会存在较长一段时间。那么，除了像僧人一样练习"全然接纳"，我们还能做些什么呢？

我可以用禅宗的口吻告诉你，你真正需要做的是学会接受现实，毕竟这些磨难和考验是人生的必修课。但我不打算这么做。

摆脱思维反刍的限制

及时规避陷入思维反刍的最佳办法就是明确反刍影响睡眠的根本原因：思维反刍让你的大脑保持兴奋。你的注意力一次又一次地被拉回到进展不顺的事情上，被拉回到某一个错误或遗憾上。躺在床上的你开始回想曾经做过的蠢事：一次聚会上，你对某个人说了一些话，对方可能没过多久就忘记了，但这些话却在你脑海中盘旋不散。人们很容易因为这样的小事，一直反思自己和自己犯的错误。神经学家表示，这样的负面想法和情绪可以用"突出"二字形容——思考的声音异常"响亮"。就像尖叫声或汽车的鸣笛声一样，我们的注意力立刻就被吸引了。而且，我们很难摆脱这些负面的思想。

我在睡眠诊所遇到过一个令人难忘的病人，她就是个典型的例子。迈拉是被一个特殊的神经病学单位送到睡眠诊所来的。她很年轻，30 岁出头，刚刚结婚。诊所里的每个人都喜欢她。她性格开朗，积极阳光，总是很快乐。她一走进来，整个房间都跟着亮了起来。她患有相当严重的癫痫，而且经常发作。在我们谈话的过程中，癫痫时常会发作，我发现了这一点。起初，我以为她只是走神，或是在整理思绪。她知道如何应付和掩饰，她会说"我们刚才谈到哪里了？"或者"我忘了自己刚才要说什么……"，但癫痫发作起来是很严重的，发病者的活动也会受到限制。她已经做过一次脑部切除手术以防止癫痫的发作。在这种名为颞叶切除术的脑外科手术中，神经外科医生会切除患者大脑中引发癫痫的那一部分。（事实上，患者确实能够在术后恢复正常，这也是大脑神经具有可塑性的另一个有力论据！）然而，迈拉的癫痫仍然很严重，可能需要再接受一次切除手术来控制病情。在再次进行开颅手术之前，医生认为还有最后一种方法值得一试：改善睡眠。

与许多慢性疾病一样，睡眠对缓解癫痫也有所帮助。众所周知，睡眠不足会引发癫痫，而迈拉的睡眠质量并不好。她总是在床上躺很久，尝试入睡，但大多数时间都是清醒的。自身的睡眠状况令她十分焦虑，这不难理解，因为对她而言，糟糕的睡眠确实会对她的健康产生直接影响：情绪焦虑，癫痫频繁地发作，身体疲倦不堪，难以在白天完成想做的事情。她躺在床上的大多数时间里都在考虑这些问题。她说自己无法停止思考。她会担心明天的事，她不断地回想今天的哪些事情可以处理得更好。各种消极的、让人分心的想法一个接一个跳入她的脑海。

也许，对于迈拉而言，她与癫痫的斗争是一种特殊的经历，但是被自己的思想吵得无法入眠这种情况并不是个例。我在诊所里看到过许多人（即便不是大多数），在某种程度上都因此而受煎熬。我建议她尝试一种适用于大多数人的策略：观云。把那些你并不想要的想法想象成云，让它们从你的头顶飘过，然后从视线中消失。这是一种借用正念冥想原理的典型方法，练习者通过训练，允许思想"经过"他们的大脑。与其专注于思考的内容，不如与之保持一定的距离，让念头自然而然地消退，就像乌云掠过天空一样飘离视线。

迈拉笑了，好奇地歪着头问道："谁会看云呢？"她并不理解。对她来说，这个想法既奇怪又滑稽，因为她从来没有躺在草地上赏过云，也不明白为什么会有人这么做。这个练习不能引起她的共鸣是有原因的，因为我知道她是"行动派"，一刻也停不下来，永远有一份和她的手臂一样长的待办事项清单。

不过，还有另外一种方式可以达到同样的目的，甚至效果更好。这种方法更准确地反映出人类大脑中侵入性思维和思维反刍的运作方式。我想起最近读到的一篇文章，主要介绍了欧洲一种名为"猜火车"的活动。有些读者可能知道，这是一部上映于 20 世纪 90 年代的黑暗剧情片。影片中有一群铁路迷，他们的爱好十分小众，喜欢像鸟类观察者收集标本一样收集火车经过的照片。他们在站台上等待火车经过，然后拍下照片或者记下列车型号。但他们从不会搭火车，只是看着一趟趟列车疾驰而过。

"所以，如果睡觉前那些想法又冒出来的话，你可以想象自己正置身于一列火车中，也可以想象自己站在站台上。"我这样告诉迈拉，"如果你想象自己身在火车上，那就像搭便车一样。你被火车带走了，可能去往任何地方，你完全沉浸其中。在火车的行进过程中，你看到窗外的风景不断变换，这个过程真的很刺激。但不要把火车的终点站当作你关注的重点。"

"或者，想象自己站在站台上。火车经过时，你没有上车。你注意到它了，不受控制地被吸引，但你没有跟着它一起离开。你看了看火车，让它开走了。"

对迈拉来说，"猜火车"比"观云"更有用。这种方法对她来说更直观。迈拉很容易被思想牵着走，陷入充斥着压力、悲伤和担忧的心绪，这对睡眠毫无益处。在想象的过程中，那些纷杂的想法就像一列鸣笛的火车呼啸而来。它们不像云朵那样柔软蓬松，轻轻掠过。它们吵闹、侵略性强，夺走了迈拉的注意力。但是当她把自己想象成一个"思想的旁观者"时，她就能让自己和那些令她清醒的思绪保持距离。

当问题出在你的思想上

睡觉似乎不是什么难事，它自然而然地发生，是我们生活必不可少的一部分。我们需要依靠睡眠来维持生命。它和食物、水、氧气一样重要。然而，这些生存的条件、人类所需的物质，都会妨碍到我们，尤其是我们的思想。思维反刍和忧思不是凭空出现的，它们来自我们周围的环境和从前的经历。白天的经历到了晚上就会转变为思想的躁动，这种躁动可能引起我们高度的警觉：感到自己缺乏安全感，难以释怀。任何人都可能因为白天的事情而在夜间辗转反侧，压力、忧虑和思维反刍会妨碍睡眠，但这种情况在人群中的分布并不均衡。比如，众所周知，在美国，非裔美国人比白人遇到慢性压力事件的概率更高，并且因为压力系统长期处于活跃状态，非裔美国人的健康情况普遍较差[8]。这导致二者的睡眠质量差异非常明显。

在美国国立卫生研究院的支持下，我们开展了一项研究。在本章开头，我们就应用了相似的社会排斥场景，但是我们在此基础上稍作调整，让用户的表情符号更具种族色彩。比如，我们随机选定一些非裔美国人，让他们感受来自"白人表情符号"的社会排斥，而另一些人则会感受来自"非裔表情符号"的排挤。白人参与者也是如此。我们的目的是，排除其他干扰因素，专门研究种族歧视对睡眠的影响程度。随着研究的推进，我们发现种族歧视对人们的健康有着深刻且长期的影响，这是一个非常关键的因素。毕竟，睡眠是保障身心健康的基础。一项关于拉丁裔大学生的研究显示，这些学生受到的歧视越多，睡眠质量就越差，一整个学年都是如此[9]。虽然，我们还需要积累更多扎实的数据，但我们有理由相信，在经历类似种族歧视这样的负面事件后，像思维反刍这样的认知过程是妨碍睡眠的关键因素。

在睡眠诊所中，患者们遇到的睡眠障碍各有不同，且这些障碍完全超出了他们的控制范围。有些人住在夜间噪声很大的地方，经济条件又不允许他们搬家。有的人饱受家庭暴力的折磨。有的人在家里也没有安全感。有一位住在奥克兰的青年艺术家，他住的公寓墙壁很薄，楼下的邻居很吵，几乎每天晚上他都能听到楼下传来断断续续的争吵声和打斗声。他表示，即便楼下安静下来，他也担心噪声可能随时出现。这种想法折磨着他，让他难以入睡。我们尝试了各种方式，但在这种情况下，除了搬家，似乎别无他法。我想，他没别的选择，只能买一副高品质的耳塞了。后来，他没有再到睡眠诊所来了。这让我很好奇他是否找到了某种巧妙的方法，像禅师一样创造出了一个无法穿透的精神屏障，可以永久地屏蔽掉那些扰民的噪声？很多时候，患者突然就不到诊所里来了，我们也不清楚原因。是情况好转了？还是他们绝望得想要放弃了？我很想知道发生了什么事，所以联系了这位艺术家。

"啊，"他说，"那家伙搬走了！"

我们都被逗笑了。但后来他又告诉我，失眠的问题并没有和吵闹的邻居一起消失。夜晚恢复了宁静，但他仍然感到焦虑。在他快要睡着的时候，就会有什么东西把他吵醒，而大多数情况下，是他的大脑在作祟。"我发觉，我总是在睡觉前冒出很多糟糕的想法。"他表示，"这和大喊大叫的邻居一样令人心烦，只不过……是发生在我的脑子里。"

并非所有影响睡眠的因素都是可控的。但哪怕我们的思想吵闹且顽固，至少是可以控制的。我们可以主动采取一些措施，让大脑平静地度过晚上这段时间。

停车场训练

　　把焦虑和反刍的时间提前，最好是在白天，赶在太阳落山之前。并不存在什么神奇的开关可以关闭思维反刍——大脑的部分任务，就是回溯白天的琐事、过去的经历和令你不安的事情，然后整合这些信息并建立新的神经突触。大脑做的大部分工作都是有道理的，只是偶尔会偏离轨道。今天，为了让你避免陷入思维反刍的循环，防止大脑因皮质醇过高而过度清醒和活跃，你需要在睡前提前"消化"一些反刍所需的思想。

　　有两个选择，你可以任选其一，或者都试试。我将今天的练习命名为"停车场训练"，指的是把未完成的事情放到一边，不要把它带回家。

策略 1：提前焦虑

今天，以及本周余下的时间里，请空出一段时间，做一些对自身健康有益的事。不是按摩，也不是洗热水澡。我指的不是私人娱乐时间，不过，如果你希望继续昨天的练习，给自己留一点休息时间的话，那也没有问题。但这里指的是专门让你焦虑的时间。是的——今天，你必须有意识地让自己焦虑起来。

我建议你选择从中午到傍晚的时间。时间点要尽量早一些，不要影响晚上的睡眠，但也不宜太早，否则这一天还剩下大把时间会让你陷入纠结的状态。

设定一个 15 分钟的计时器。每天给自己预留 15 分钟的焦虑时间。在这段时间内，不要做其他事，否则就达不到训练的目的了。如果可以的话，找一个不会被他人打扰的地方。有些患者会把自己关在浴室里，有的人选择散步，你可以根据实际情况自己决定！

一旦计时器启动，就自由地焦虑吧！每次只能关注一件事。这个过程就好像在待办事项清单上逐一画去要做的事，而你现在的待办事项就是处理白天（甚至夜间）让你倍感焦虑、占据全部思想、让你一遍遍回想的事情。你也许会花很多时间努力不让自己过度思虑这些事情，但在这 15 分钟里，请你尽情焦虑。有一点非常重要：这段时间不是留给你解决问题的。我们并不期望你能解决所有的问题。你唯一的目标就是焦虑，不用考虑解决对策，只是纯粹地体验焦虑。

你可以把焦虑的感受写进日记里，就近找一棵树对着它大声地说出来，用手机录音，或者只是在脑海中想一想。重点在于，你要把注意力集中在焦虑本身上。15 分钟后，计时器一响，就请停止焦虑。

如果你在白天发现自己开始焦虑了，你可以对自己说：瞧，现在不必焦虑，等下一个焦虑时间再说吧。你已经给自己预留了焦虑的时间，等到明天再焦虑吧——你早就已经安排好了。如果你在睡前感到焦虑，请使用同样的方法——等到明天再焦虑吧。如果你无论如何也摆脱不了焦虑的感觉，那就写下来。今晚睡觉前，在床边摆好纸和笔。如果你因为某件事感到焦虑或担心，那就把它写下来，这样你就可以在下一个预留的焦虑时间里专注思考这件事。如果你愿意，你可以对焦虑的情绪表示感谢，顺便告诉它们明天再见。我建议大家以积极的心态面对，而不是消极地抵抗，当然，究竟怎么做，还是取决于个人。

最后要注意的是：不一定非要将时间设置成 15 分钟。

10 分钟或 20 分钟也可以，只要对你有用就好。但是请记住，我们希望你预留出足够的时间清空脑袋里的负面思想。在这周剩下的时间里，请每天都这样做，看看效果如何。希望这种方法能够减缓睡前焦虑和思维反刍的情况，这样你就会对卧室形成"条件反应"*，我们将在下一章中进一步讨论这个问题。

策略 2：建设性焦虑

在一张纸上，划分两栏，一栏写上"问题"，另一栏写上"解决方案"。把你目前正在处理的问题简单地罗列出来，特别是你今晚可能会反复思考的问题。然后，针对每个问题，想出 1~3 个解决方法，写在"解决方案"那一栏。这样一来，你基本上已经开始制订解决问题的计划了。

注意：你制订的这项计划并不是为了彻底解决问题，也不是让你马上解决问题。这只是初步计划——你只需要在明天，或者接下来的几天内按计划执行。

然后，把纸折起来，放在床边，并对自己说："我已经

---

* 条件反应指通过条件刺激引发的反射反应。

想出了计划。当我处在精神状态最佳的时候，会比晚上的思绪更敏锐。我可以等到明天再做这些事，因为我已经有了计划。"虽然听起来可能很傻，但是这种方法确实有一定的用处：你知道自己已经集中精神仔细思考过了，那么晚上就不必再在同样的问题上纠结了。

如果睡前出现了思维反刍的情况，请提醒自己："我已经有计划了。"有些我治疗的患者甚至会伸手去拿那张纸。

如果你时常因为焦虑而在半夜惊醒的话，那这个方法可能特别有效。你有多少次在深夜试着找出问题的解决办法，但早上醒来后仍然不知所措？深夜不适合思考。凌晨 3 点不是解决财务问题的时候，也不是处理与配偶冲突的时候。你这是在浪费时间，压缩睡眠。如果你没有这样做，那么第二天你的状态会更好。所以，不如等到第二天，等到你充满活力且思路清晰的时候再去想。

●【疑难解答】

我亲眼见证过，这个方法对饱受思维反刍和焦虑折磨的失眠患者有非常大的帮助。所以今天，我希望你能够试一试这个积极的方法，并且在本周剩下的时间里，让这个方法融入你的日常生活之中（如果此法对你有用的话，希望你能坚持做下去）。总是有些出人意料的事情突然发生——深度焦虑，或者令你震惊的事情。就像看恐怖电影一样，你已经做好了会看到怪物的准备，但当它从衣柜里跳出来的时候，你还是会被吓到。

基于此，你还可以尝试其他方法。例如我在前文介绍过的猜火车练习：想象自己正在那个站台上，看着思绪来来去去。如果所有的方法都失败了，那就试着分散注意力，想点别的事情。

是不是听起来太简单了？也许吧，但这是科学。只要方法得当，分散注意力就可以有效地抑制反刍，辅助睡眠。这种方法之所以有效，是因为你的工作记忆——集中了你所有思考、计划、想象和思维反刍的区域，只有那么一点儿大。换言之，它是有限的。你不可能同时想10件事。神经科学家发现，人类大约可以同时思考3件事。然后，这些想法就会消失。就好比你走进一个房间，却想不起来为什么要进去。我想你很清楚我的意思，因为你开始思考其他事情了，就像气球一样，新的气球把旧的气球顶出了大脑。

所以，我希望你有意识地尝试这种方法。在清醒状态下，想一想那些你不愿思考的事，让另一个气球填充你的大脑。注意，一定得是积极的事情。睡眠医学专家经常帮助患者想象生动、迷人的景象：在大脑中构建出一个令人身心放松、精神愉悦的地方。

用想象来代替消极的思维循环，试试下面的方法：

● 首先，让你的肌肉慢慢放松下来

仰卧在床上，从头顶的肌肉开始，慢慢地向下移动，逐一放松每一块肌肉，尽可能做到精准控制，最后到达脚趾。先绷紧，再放松，每块肌肉都是如此。然后再移动到下一个区域。绷紧，放松。把身体的重量全部压在床上。

● 想象一个能让你安静下来的场景

坐在沙滩上；在阳光明媚的日子里坐在长满青草的小山坡上；坐在湖边；在森林中漫步，潺潺的流水声不绝于耳……可以是你真实去过的地方，也可以是虚构出来的。

● 专注于感官上的细节，包括声音、气味、触觉和感觉

让你的思想在感官之间游移：听一听海浪的声音，摸一摸温暖的沙子，穿过森林时嗅一嗅松树的香气，感受脚下如海绵般柔软的泥土。无论你想象出什么样的场景，请调动感

官，尽可能丰富这个画面。

　　这样做需要你努力地思考，消耗你的认知能量。原理很简单：这种思维训练和思维反刍不能同时发生。专注于用感官细节创造体验，让你的大脑几乎没有空间去思考那些反复出现的消极想法。

人非电脑，
不能立即关机

Rx

今日练习 | 放慢节奏，直至睡着

留出缓冲的时间，

才能自然入睡。

第5天 | **人非电脑，不能立即关机**

　　一天，一位软件工程师走进了睡眠诊所。他希望可以不再服用安眠药。他和他的医生都觉得他太依赖药物了。他来找我们，是为了学会自行入睡。他还告诉我们，他正在攻读计算机专业的硕士学位，每天都会学到就寝时间。他是个大忙人！他需要明智地利用每分每秒。所以，他工作到午夜，便吃下两片助眠药，关掉电脑，然后躺在床上，等待大脑也关机。可是……偏偏事与愿违。

　　他告诉我，即便服用了安眠药（酒石酸唑吡坦、艾司佐匹克隆、扎来普隆，都是失眠症患者常服用的药物），他至少也要到凌晨1点才能睡着，有时甚至还需要更长的时间。他还得早起开车送妻子去当地一家餐馆上 7 点半的早班。所以如果他晚上不能快点入睡，他就得在第二天早上小睡一会儿。有时他觉得太累，又担心自己睡得太少，就会把车停在妻子工作地点的停车场，在车里打个盹儿。

因此，我们认为这位名叫奥马尔的先生患上了失眠症。奥马尔告诉我们，他很累，但晚上就是睡不着。他强烈地感到自己需要更多的睡眠，他非常害怕在开车时打瞌睡，只能开进停车场在车里睡上一觉。但与此同时，他并没有把睡眠放在首位。他一直在高强度地工作，一直忙到该睡觉了才停下，然后依靠药物入睡。但现在，就连这个方法也不那么有效了，因为他没有给自己的身体系统留出时间，过渡到睡眠状态。他总是希望可以立即"关机"。

问题出在哪里，马上就显现了出来。你可能也看出来了。但与此同时，仅仅能够发现问题所在，并不意味着我们可以轻易地解决它。我们处在一种需要随机应变的文化中，睡眠成了清单上的最后一项。把这一天要做的事都做完了，我们才会睡觉。然而，睡眠可以激发我们的能力，让我们做自己想做的事，成为想成为的人。对此，我们都心知肚明，但文化给我们施加了压力，要我们必须忙碌和高效，这也是真实存在的现实。很多人都无法证明花时间睡觉是合情合理的事，也无法让自己轻松入睡，最终只好求助于更快见效的策略（服用药物），或者像奥马尔一样，对入睡抱有不切实际的期望。

为了让他停止服用安眠药，开始自然入睡，我告诉奥马尔，首先，他需要在晚上 11 点前停止工作，服下药物后放松一会儿。这样他就可以在晚上 12 点前后睡着，实现 6 个半小时的睡眠目标。

"嗯，"他显然不喜欢这个主意，"要是我 11 点吃药，但一直工作到 12 点呢……"

"听着，伙计，"我说，"虽然你使用电脑工作。但你不是电脑。你不能让大脑直接关机，立即入睡。"

他真正想要的是与身体系统博弈。他希望能够有一种方法可以优化他醒着的所有时间，直到他躺在床上"断电"为止。而且，他还希望能够"立刻断电"。但他来睡眠诊所的目的是停止服用安眠药。这两个目标是完全相悖的。

我们需要和他一起努力，创造必要的睡眠时间和流程，让他以符合自己生活习惯的方式自然入睡。老实说，对绝大多数带着睡眠问题来诊所的人，我们都是这么做的。

你不能与身体系统博弈

到我们诊所就诊的病人中，90% 都在服用某种类型的安眠药。你可能也是其中之一。有些人之所以服药，是因为要外出旅行，或者第二天有事要办，必须全神贯注，因而确实需要保证晚上睡个好觉。安眠药可以是一种有用且必要的干预手段，但与任何药物一样，长期服用也存在副作用和风险因素。很多人来找我们，正是因为他们服药不再是偶尔应急。许多人开始担心不服药就睡不着。他们经常尝试断药，想要快速戒掉药物依赖的坏习惯，结果晚上翻来覆去睡不着，糟糕至极，这种情况被称为"反弹性失眠"。于是人们又回到了药物的怀抱，乖乖依靠药物来得到足够的睡眠，以保证身体正常运转。所以，病人来到我们的诊所，不仅是为了改善睡眠，还要摆脱对睡眠药物的依赖。

夜间入睡存在着很多障碍。我们生活在一个繁忙的社会中。比起健康和幸福，我们更看重个人表现和效率，常常忽略了这两者实际上是紧密相连的事实。我们花时间放松，心中难免有负罪感，于是便不把休息放在首位。我们有一种根深蒂固的信念，认为应该有效地利用白天的时间。我们都明白，从长远来看，睡眠对我们的健康至关重要，但在短期内，它却被我们摆在次要位置，日复一日，皆是如此。我们总以为只要足够累，自然就能睡着。我们期望通过意志来入睡。

但也有很多东西在为我们服务。强大的生物系统一天24小时都在工作：昼夜节律把我们推向睡眠；恒定睡眠驱力，即积累的"睡眠压力"，则在施压；一天中所有的授时因子，比如什么时候吃饭或健身，什么时候上班和回家，都被我们的身体收集起来，这些数据有助于分泌皮质醇、褪黑素，以及腺苷酸，这些激素有时让我们保持清醒，有时则会促进睡眠。不管我们在做什么，这些都在发生。所以很多时候，我们真正需要的是学会跳出自己的习惯。这意味着留出从清醒到睡眠的过渡时间，并想尽办法坚持到底。

按动睡眠开关

睡意来袭，于是你躺在床上。从某种程度上来说，你沉浸在睡眠中，如同沉入了温暖舒适的水中。这是一种渐进的感觉。但当我们从神经学的角度来审视，那就是极为不同的体验了。实际上，当你逐渐进入梦乡，就像一脚踏空，掉下了悬崖。然后你又被送回到悬崖顶，接着又掉下了悬崖。基本上，在一段时间内，你会睡一阵、醒一阵。人不可能同时睡觉与清醒，根本没有"半睡半醒"这回事。你只会要么睡着，要么醒着。神经科学研究人员称之为"触发开关"。

在你的唤醒系统和睡眠系统之间存在一个微妙的平衡。两者都是大脑中的神经化学系统，它们都有一个与之相关的神经元网络。在控制清醒方面，脑干、下丘脑和其他区域有促进清醒的神经元，这些神经元分泌组胺、多巴胺、血清素和去甲肾上腺素。在控制睡眠方面，下丘脑的脑侧室前视核的神经元会分泌伽马氨基丁酸和甘丙肽。你可能会觉得伽马氨基丁酸这个名字很耳熟，因为伽马氨基丁酸受体是戒酒和抗焦虑药物的主要作用对象。这两个系统相互抑制。当一个活跃时，另一个就会受到抑制。在睡着的那一刻，你实际感受到的是这两个系统在相互争斗。在嗜睡症患者身上，这种开关似乎被破坏了。患者经常在白天困倦难耐，遭受睡眠的"攻击"。困意往往在没有任何警示下突然来袭，并与肌张力的完全丧失有关，医学界称之为"猝倒"。这方面的科学研究仍在发展中，但许多患者缺乏足够的食欲肽——其本质是促醒，并在促醒和促眠的神经化学系统的斗争中，充当着象征意义上的裁判。

睡眠中的大脑异常复杂。然而，只要你的睡眠压力积累到了足够的程度，昼夜节律也得到了很好的协调，那你最终就会进入睡眠状态，并一直处在那种状态中。促成这种情况发生的方式之一便是分泌褪黑素，而它通常被称为睡眠激素。

褪黑素是由松果体分泌的一种天然激素，松果体位于大脑的深处，看起来就像一个小松果（因而得名）。另一种主要在大脑中缝核分泌的激素是血清素，有时也被称为身体的天然快乐激素。这两种激素之间的平衡，是帮助你维持每天"入睡-醒来"循环中众多活跃因素的一部分。两者在一定程度上都受光的影响。早上，你打开百叶窗，一束阳光照射到你的视网膜上，这时，视网膜细胞会将信号传回视交叉上核，也就是你生物钟的所在之处。它会反过来刺激松果体，使之停止分泌褪黑素并增加血清素的分泌。在晚上，情况正好相反：视网膜细胞处理环境中自然光线变暗这个信息，而你的松果体则接到通知，开始分泌褪黑素。

只有褪黑素并不能让你入睡。它不是安眠药！但它无疑是入睡之谜的关键。举例来说，在小鼠身上，褪黑素可以抑制促醒的食欲肽，从而使之入睡[1]。大脑中的褪黑素与腺苷酸一起，让我们放松并进入梦乡。想象一下我刚才提到的触发开关。褪黑素就像按在打开睡眠那一侧按键上的拇指。所以要考虑的是，你在睡前做的事，是有助于褪黑素的产生，还是会阻碍它的分泌。

制造褪黑素

我们再也不会日出而作、日落而息了，对人类而言，那是很久以前的事了。我们沐浴在人造光中，常常到入睡时间才关灯。睡眠专家经常会提这样的建议：我们应该在睡前几小时开始减少光线接触。你可能也听过很多关于睡前限制看电视、使用电脑和智能手机的建议，因为这些设备屏幕发出的光是蓝光。蓝光波长较短，对昼夜节律的影响更大。研究表明，它可以像阳光一样抑制褪黑素的产生。所以你基本上可以这样认为：晚上盯着手机看，不管你是在处理电子邮件还是看节目放松，都有点像盯着一束阳光[2]。而你的大脑得到的信息就是——醒醒！

在网络上搜索"睡眠卫生"，你会找到无数篇文章在向你强调睡前两小时不要接触任何蓝光：不要看电视，不要玩手机，不要使用电脑。他们说得很对。褪黑素在睡眠中起着重要的作用，所以你一定要明白这一点，并尽可能地限制自己接触光线。但这并不是非黑即白的情况。你不需要坐在漆黑的房间里听海浪声，来让你的大脑和身体准备入睡。睡前限制光线接触是个好主意。这是你调整并切换至一个适宜环境的诸多杠杆之一。但我的观点是，是否接触蓝光并不会影响你的睡眠。

在我看来，在所有影响睡眠的因素中，蓝光对大多数人来说可能只是一个相当小的问题。甚至围绕限制蓝光以保护褪黑素系统，还出现了相关产业，但实际问题也许并未严重到如此地步。我最近去看了眼科医生，他想给我的镜片贴一层膜。"可以阻挡蓝光，让你睡得更好！"他说。我礼貌地拒绝了，但他还是贴了。

我是一名睡眠学家。当我在黑暗中躺在床上刷推特时，我很清楚地知道发生了什么，但我仍然这样做。我和其他人一样，容易受到社交媒体和手机应用"刺激-奖励"循环的影响。有时候，玩电子产品实际上是在放松，例如，我总是告诉人们可以在晚上看电视。睡眠咨询网站则倾向于采取强硬策略，不准人们看任何屏幕。但是，坐在椅子上冥想并不能给所有人都带来宽慰。对一些人来说，要是老想着烦心事，就会更焦虑。也许他们真正需要的是放空自己，看看《办公室》或《欲望都市》的重播（或任何感兴趣的节目）。但在笔记本电脑、平板电脑和手机上做的很多其他事，确实成了更大的问题，但并不仅仅是因为蓝光，而是我们太沉迷其中了。你大脑中的奖励系统是由电子应用程序的设计激活的。而这类应用的设计宗旨是：多多益善。

即便不接触蓝光，也于你的睡眠毫无帮助，这是肯定的。就算在镜片上贴了防蓝光膜，可要是临睡前在笔记本电脑上阅读一篇又一篇令人紧张的新闻报道，你仍会无法入睡。蓝光滤光片并不是灵丹妙药。远离手机和其他设备，这很重要，但我们应该先弄清楚其中的原因。使用哪种滤光片无关紧要，关键在于不能沉迷于会刺激神经系统的事。你需要回避的不是光线，而是那些刺激性行为。

助眠产品管用吗？

杂货店的货架上摆满了各种助眠产品，不光有褪黑素，还有其他非处方助眠产品，从镁片到缬草根粉，再到薰衣草酏剂，可谓应有尽有。既有药片，也有软糖。有的助眠产品甚至适合儿童服用。还可以在亚马逊网站上订购。

助眠品最大的问题之一是安慰剂效应：它们之所以起效，可能仅仅因为你相信它们会起效。对安慰剂有着深入研究的斯坦福大学研究员阿利亚·克拉姆博士称这为"自证预言"：简而言之，你服用药片或助眠产品，期望它能帮助你入睡，然后你就能放松地进入梦乡。

然而，合成褪黑素（与大脑产生的内源性褪黑素完全不同）实际上是美国成年人和儿童最常用的一种补充品。因而当谈到与睡眠作斗争已经成为我们的一种文化时，褪黑素确实备受瞩目。那它真的有用吗？

褪黑素补充品当然对睡眠有所助益。对于倒时差，或者当我们需要快速调整生物钟时，它们的效果尤为明显，但它对失眠的作用就有些不尽如人意了。然而，如果人们来到睡眠诊所，并且之前一直在服用褪黑素，还称它很有效，我也不会让他们停止服用，至少一开始不会。在诊所里，我们确实听病人说过补充褪黑素有助于睡眠。但有趣的是，当我们让他们逐渐减少服用量后，他们的睡眠情况往往不会出现变化。他们通常注意不到剂量的减少，即便完全停用，他们照样睡得很好。

好消息是，你的睡眠出现问题，并非因为你缺乏四氢大麻酚或褪黑素，或任何你正在服用的补充品。事实上，出现睡眠问题的一个重要原因，与人们对入睡的错误认知有关。睡觉意味着放松。实现这种转变可能很难，尤其是当你从白天开始就保持警惕。帮助入睡的强大因素之一是我们对环境的条件反应。在某种程度上，补充剂对人们的作用，也许就是充当这种状态转变的象征。接下来就要说一说睡前放松习惯了。

选择你自己的睡前放松活动

来睡眠诊所的人往往存在很多复杂的问题。他们往往已经用尽了所有改善睡眠的常规方法。要想来我们的诊所就医，必须先由医生介绍，然后预约排队，不幸的是要等上好几个月。所以在我们与有睡眠问题的人见面之时，他们往往已经煎熬了很久。

比莉来睡眠诊所治疗失眠症。缺乏有效的睡前放松并不是她唯一的问题。和所有的病人一样，我们帮她进行了全套的干预措施，包括失眠认知行为疗法、设置固定的起床时间（我们在"第1天"介绍过）、刺激控制和睡眠限制（我们将在"第6天"和"第7天"讨论这两点）。但我们最注重的是培养真正对她有用的睡前放松习惯，因为作为她口中的"夜猫子"，这是最难的。她愿意一试。还有一个复杂的因素：比莉患有严重的偏头痛。有时候头痛剧烈发作，她不得不整个白天都躺在床上。如此到了当天晚上，她很难切换模式，进入睡眠状态。我们必须非常努力地尝试改变她的昼夜节律，让她即便白天很不舒服，在晚上也可以轻松入睡。

"最有效的睡前放松活动是做一些你喜欢的事，但这些活动必须很轻松。"我问她，"有没有想到什么合适的活动？"她想了想说："我很喜欢十字绣。平时没时间，但我希望能抽空多做一做。我觉得做十字绣很放松。"

太好了，我想。做十字绣听起来很无聊，简直完美！一周后她来了，我问她这一周过得怎么样。

"啊，糟透了！"她相当高兴地说，"我整晚都没睡。我想实际上是变得更糟了。"

我问她这是怎么回事。起初，她只说是她这"夜猫子"的毛病没治了。但当我进一步追问，才发现她之所以通宵达旦，是因为她太投入于绣十字绣了。

"我确实没怎么睡觉，"她说，"但是看看我的成果！"她开始给我展示手机上一张又一张精美的十字绣照片。

我叹了口气。要是我绣十字绣，马上就会睡着。而对比莉来说，这是一个创造性活动，做起来很刺激，她越做越起劲儿。一旦开始绣，就根本不想睡觉。正如我们在前文中所说，她的多巴胺奖赏通路"超速"了：这种活动的回报过大，并不适合在睡前进行。

比莉并不是唯一一个按照我的建议去放松却以失败告终的例子。我建议过阅读，但对一个书虫来说，这反倒给了他们理由去没完没了地看书。我推荐过冥想，但有焦虑症患者告诉我，这只会让他们在夜里胡思乱想，难以入睡。所以现在，当我和人们谈论该做什么时，我不会提出任何具体的活动建议。我会给他们讲清楚应该达到什么样的状态，又该避免哪种感觉，让他们自己去想该做什么，从而实现身心放松的目标，为睡眠敞开大门。在比莉睡前放松失败后，我在白板上给她画了一个简单的图：

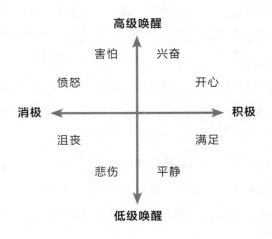

图的上半部分，代表着"高级唤醒"状态，下半部分代表了"低级唤醒"状态。顶部为高能量，底部为低能量。同时，左右两边反映了"消极"和"积极"的情绪。拆分为两部分来分析，就可以描绘出在外部环境和心理情绪等各种动态因素的影响下，我们在一天中所处的各种生理状态。"兴奋"和"平静"都是积极的情绪，却处在两项唤醒维度的两端。与此同时，"悲伤"和"平静"都是低级唤醒，却处于情绪轴的两端。最佳状态是坐标右下方的区域，是积极的低级唤醒状态：平静和满足。任何能帮你实现这个目标的事，都会得到我的支持。正如我提到的，这是非常个人化的事。但是，对于这份个人待选项清单，如果你想让它起作用，就需要遵守一些硬性的规则。

规则 1：留出两个小时的睡前放松时间

睡前两小时（或尽可能接近），切换到放松模式。我会让我的病人设定好闹钟，这样到了目标时间，就可以开始行动了。我们常常会沉浸在各种事情中，到了截止时间也浑然不知。可以让手机语音助手提醒你。如果你家里碰巧有智能照明设备，那就设定程序，让灯光在这个时间前后转暗。这样不仅会在光线变暗时向你发出提示，还会限制光照，让你的褪黑素系统开始工作。

规则 2：停下手里的工作

工作是"破坏分子"。不管你有多热爱自己的工作，在睡前放松期间继续工作对你没有任何好处。任何一种工作，即便不会让你处于消极的高级唤醒状态，也会让你处于积极的高级唤醒状态（我很喜欢我的工作，但当我熬夜处理电子邮件、分析数据时，我肯定会开始转向坐标图中的消极高级唤醒区域）。听着，如果你不得不经常加班到很晚，没关系。这就是生活。我最近也在实验室里熬夜加班，因为正在进行的一项睡眠研究需要整夜监视实验对象的睡眠状态。到了太阳出来的时候，我情绪紧绷，甚至被自己的卫衣兜帽吓得从座位上跳了起来。

如果你经常工作到深夜，感觉很糟糕，睡眠也很不好，那么，好吧，工作就是你的问题，而你必须想办法解决，做出改变。但是很多时候，我们勉强在晚上完成的工作，到了第二天白天做起来会更容易，毕竟那个时候我们休息好了，头脑也更清醒。又或者，那些事其

实并没有那么重要，不值得你为了它而牺牲健康。问问
你自己：这件事一定要在今天晚上完成吗？这样做的结
果是什么？这些任务可不可以向后推迟，保护你的睡
眠？人要有洞察力，而这确实有帮助。

规则 3：别再刷社交媒体

很多人肯定坚持认为刷社交媒体是件放松的事。对
不起，事实并非如此。但让我们承认一点：对许多人来
说，智能手机是晚上最后放下的东西，也是早上拿起的
第一件东西。我很清楚这一点，我平时也是这么做的，
但我正尝试在晚上放下手机，因为我知道它对睡眠有多
么糟糕的影响。对人而言，手机确实是个大问题，在睡
前的几个小时里，你能做的最有用的事情之一就是把手
机拿开。无论你在哪里，都可以把手机放在另一个房间
充电。研究表明，把手机放在附近，会影响我们的注意
力和认知过程[3]。

这里有一点回旋的余地：如果你是在查看家人的情
况，或者与你真正喜欢的远方朋友联系，花一点时间在
社交媒体上，确实是一种很好的放松方式，可以让你对
这个世界有更好的感觉。但必须要小心。这些应用程序

被设计出来，就是为了持续吸引你的注意力，即使你意识到它们有负面影响，也很难摆脱它们。哪怕没有负面的影响，这些应用程序仍然不利于睡眠：使用社交媒体已被证明会导致大脑中的多巴胺激增[4]。因此，在刷社交媒体的时候，你若是常常与他人比较（他的生活看起来比我好），或是追新闻，那还是关掉为好。你可以另找时间看新闻，等到早上再刷负面消极的信息，而网上的搞笑视频永远都不会消失（互联网永远存在！）。如果你很喜欢和别人相比，要记住一点：没有人的生活是完美的，我们在社交平台上看到的内容，很多都经过了精心的策划包装。

你当然可以给朋友发信息，给他们的帖子点赞，欣赏身上粘着意大利面的宝宝的照片。看完了就把这些应用程序关掉。别让这件事占据你所有的睡前放松时间。

规则 4：停止饮酒

有一种非常常用的放松方法往往会让人陷入困境。真不忍心告诉那些喜欢在睡前喝一杯的人，但我指的就是酒精。说实话，喝酒看起来是一种很好的睡前放松方式。酒精能让你身心放松，平静下来。适度饮酒，确实可以让你进入坐标图中的低级唤醒区域。酒精有催眠作用，它确实能帮助人们放松，并有助于入睡，因此，大约10%的失眠患者最终选择依靠它来助眠。毫不奇怪，在新冠疫情大流行的最初6个月，酒品销量增长了20%[5]。这有点像服用安必恩……只是酒精的效果不如安必恩，事实上恰恰适得其反。

酒精会抑制中枢神经系统：从根本上说，它会减慢大脑的活动。酒精是一种小分子化合物，一旦被人体摄入，就会进入流动的血液，轻而易举地穿过血脑屏障进而影响大脑。然后，它会与伽马氨基丁酸受体结合，而这能让你感到放松和困倦。听起来很有效，对吧？那么问题来了：派对结束的几个小时后，你在床上呼呼大睡，这时酒精的作用该消失了。伽马氨基丁酸受体促成放松和睡眠的能力也消失了。于是你进入了较浅的睡眠阶段，甚至会完全醒来，在黑暗中辗转反侧。

酒精通过抑制快速眼动睡眠来影响你的睡眠周期。你回忆一下就能知道，你在一个晚上会经历大约4~6个睡眠周期，每个睡眠周期都有一段快速眼动睡眠，也就是做梦的阶段。酒精会抑制前半夜的快速眼动睡眠，所以你会早早获得超乎寻常的长时间深度睡眠。到了后半夜，随着酒精开始消退，快速眼动睡眠会出现反弹来弥补之前所受到的抑制。在这种情况下，再加上伽马氨基丁酸受体活性的减弱，你的睡眠会变得断断续续。饮酒的人经常在后半夜醒来，而这样的睡眠无助于他们恢复精力。值得庆幸的是，对我们大多数人来说，这种情况不会经常出现，然而，慢性酒精中毒会改变大脑，以至于即使你不再饮酒，睡眠也不可能恢复到以前了。

那么……还能喝酒吗？当然可以！我不是个扫兴的人（不过我的病人有时坚持认为我是）。从睡眠的角度来看，这还取决于喝酒的时间，当然还要适度饮酒，要知道，过度放纵很可能会对睡眠造成影响。选个早点儿的时间小酌即可。如果你愿意，可以按照欧洲人的方式，在午餐时喝杯葡萄酒。如果有人投来怀疑的目光，你就告诉他们是睡眠学家让你这么做的。或者，在睡前放松时间之前，喝一杯象征着结束一天的葡萄酒、啤酒或鸡尾酒。按照酒精的代谢速度，在睡前几个小时（大约3个小时）喝一杯，不太可能对你的睡眠产生较大的影响。切忌将睡前过度饮酒作为促眠的手段。

所以本周你要做的是：至少睡前3个小时不喝酒。如果可以接受，我想给你一个更大的挑战：滴酒不沾。试试吧。看看这会让你的睡眠出现什么变化。我们有惊人的能力来进行个性化睡眠科学实验。你正在收集关于自己的数据，为什么不争取多收集一个数据点呢？你可能会发现，这将给你带来巨大的改变……也可能不会造成太大的影响。但不管怎样，都值得一试。

睡前放松的秘诀

要想不在睡前做上述事项，关键在于暂时放下白天的责任和任务，给自己一个让认知唤醒消失的机会。切不可操之过急，必须允许它自然发生。

同样，这是一个私人化的过程，你可以选择适合你的方法。但有一些非常重要的睡前放松活动往往对所有人都有效。现在我们来简单聊聊：

• 泡个澡或洗淋浴。这么做有助于睡眠，并非只是你的想象。泡个温水浴，或用热水淋浴之所以有用，是因为这有助于降低你的核心体温。当困意来袭时，我们的核心体温就会降低。热水有助于体温调节：洗澡时你的身体变暖，洗完澡水分从皮肤上蒸发，体温就会下降，这也是在向你的大脑发出"到时间该睡觉了"的信号。它也可以是一个强有力的信号：变成一种习惯，提醒你的身体睡觉时间快到了。洗澡让人放松，给人一种洁净的感觉，有助于释放压力，它标志着身体状态从

"警觉"到"休息"的过渡。

● **读书或看电视**。我总是给人们这个选择，而各种书籍和网站却教你不要这么做。我经常看到有失眠患者被要求不看电视，他们本人则是这样说的："坐在客厅里试着放松，可脑海里各种思绪乱七八糟，实在煎熬，弄得我非常焦虑！"书是好东西，但并非每个人都爱看书。这里需要提醒一点：这并非你开始放纵的借口，我并不是要你追求刺激，去看你期待已久的惊悚片。还记得吗？我们的目的不是找刺激。你可以重温看过的电视剧，或是结局比较轻松的剧集，这种剧集不会让你着迷，一集又一集地追下去。重要提示：一旦选择读书或看电视作为放松活动，不要在床上进行。我们将在下一章讨论原因。

● **深呼吸**。呼吸可以激活副交感神经系统，这也被称为"休息和消化系统"。为了入睡，我们需要摆脱战斗或逃跑状态。任何抑制交感神经系统（压力反应）和增强副交感神经系统（放松、连接）的东西，都会起作用。某些类型的呼吸已被证明可以激活副交感神经系统。有一种流行的练习叫"共振频率呼吸"，每分钟大约呼吸 6 次（实际上是每分钟呼吸 5.5 次），让心率和呼吸趋于同步。这样做的目标是实现缓慢的腹式呼吸。

用鼻子吸气大约 5 秒钟，然后慢慢地呼气 5 秒钟，可以通过鼻子，也可以噘起嘴呼气。

以上只是我最喜欢的三个选择。你有两个小时的睡前放松时间，完全可以把这三项都做一遍！你也可以从我提供给患者的列表中挑选：

- 调暗灯光
- 夜间冥想
- 写感恩日记
- 看电视或电影
- 读书
- 坐在外面看星星
- 听播客
- 做任何让你感觉积极的事

自定义你的列表

现在花点时间想想哪些活动适合你在今晚的放松时间做。有时，确定哪些活动可能不起作用同样有好处。睡前放松的典型方法可能并不适合你。把你晚上通常会做的活动标注在下方图表中，对它们该处在什么具体的位置，一定要实事求是。例如，"工作"可能在高级唤醒的上半部分，但根据工作的具体内容和你的心情，它可能是消极的，也可能是积极的！"泡澡放松"可能处在低级唤醒－积极的区域。对你来说，有哪些活动属于低级唤醒－积极的区域？多想几条，都写下来。

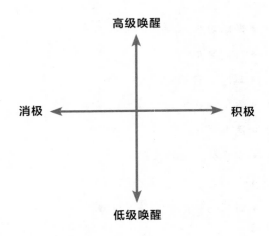

你不可能拥有一切，但可以拥有最重要的东西

睡前放松与你具体做什么无关，关键在于必须挤出时间。归根结底，你不可能拥有一切。除非你能好好休息、睡个好觉，否则你是无法全力以赴的。在这一点上，你没有别的选择。

对于本章开头提到的计算机程序员奥马尔，我们终于找到了一个适合他的时间安排。他说自己没有时间放松。我说："那就挤出时间，否则你想摆脱安眠药、睡个好觉，就只能是痴人说梦。"他必须选择对他更重要的那一个。他选择了睡觉。

我们达成了一致意见：到了晚上，他早点停止工作，看一会儿剧，然后在晚上11点吃安眠药。如此一来，他就能在午夜左右准时入睡，睡醒后开车送妻子去上班，他就不会因为睡眠不足而倍感压力了。之后，我们减少了他的药量。在让人们戒掉像安必恩这样的药物时，我们使用的是循序渐进的方法：第一天，病人照常服用10毫克，第二天减至5毫克，然后回到10毫克，接着再减至5毫克。这么做有效的话，我们将继续减量，在5毫克和2.5毫克之间切换，以此类推。只有病人称自己依然可以接受，我们才会继续减量。这样做很少有需要倒退的时候。在逐渐减少药量之前，病人们通常已经使用过本书提供的所有方法。我们发现对大多数患者来说，当所有办法一起使用时，他们甚至不会注意到安眠药量减少了。他们的自然入睡能力在逐渐恢复。

对绝大多数失眠患者，最大的挑战在于行为。工作到深夜是我们的习惯。刷手机是我们的习惯。我们坚信自己应该忙碌，应该高效。当放松的警报响起时，我们的本能便会找理由说："今晚我需要继续工作（或做某件事），这非常重要。"因此，在今晚以及今后的每一晚，当手机提醒你睡前放松时间到了时，我希望你可以告诉自己，放松是为了让你拥有更好的睡眠。睡眠好了，你才能更好地学习，创造力、注意力和记忆力都会提升。你可以更顺利、更有效地切换任务，更善于调节情绪。睡眠好的人与配偶的关系更好。睡眠能调节你的新陈代谢，而长期睡眠不足的人会发胖，还会想吃没营养的食物 [6]。关于睡眠如何影响领导力，如何左右你对待同事的态度，以及你的同理心和合作能力，有很多有趣的研究 [7]。

我们要从长远的角度来考虑问题。保持稳定健康的睡眠对你的好处要比你现在面临的紧迫问题大得多。保护睡眠，是对健康和幸福更好的投资，强过总是在生活中到处"灭火"。人们总把生活和睡眠看作是两个独立的方面，但很多事都是在你睡觉的时候进行的——为白天做各种恢复和准备。不幸的是，我们总把睡眠和生活分开，但它们是相互联系的，是同一体验的不同部分。

此外，即使睡前放松时间不是每次都能让你睡个好觉，也要继续把它放在优先位置。有些晚上，你可能依然辗转难眠。不管做了多么完美的安排，都没有人能保证得到完美的睡眠。但只有坚持这样做，你的睡眠才会逐渐改善。坚持下去，即使某个晚上睡得不好，但你的睡眠整体上也会变好，生活也将更美好。

放慢节奏，直至睡着

了解基本规则

记住第一个重要的指示：至少在睡前两小时开始放松！本周不可有例外。如果你正在努力改善睡眠，并希望看到进步，这就是必不可少的一步。第二，不要在床上度过放松时间。我们将在下一章深入解读其中的原因，但现在你只需要知道，临睡前在床上躺太久，会破坏睡眠。

设定闹钟

你需要设定闹钟提醒自己睡前放松时间到了，就像需要设闹钟叫你起床一样。闹钟一响，不管你在做什么，都停下来。可以再次翻到本书的这一页，提醒自己为什么需要这么做，这很有帮助。

把睡眠放在优先位置

用这个办法，可以让你变得有创造力、高效且聪明。不是现在，而是明天——此时的你认知能力已经枯竭。到了为数不多真正有必要的时候再熬夜或通宵工作。作为一名临床医生，我很清楚缺乏睡眠对人类健康的影响，甚至连免疫细胞都不能幸免。假如你经常工作到很晚，那么是时候做出改变了。睡眠就如同银行里的钱，有利于你的大脑、身体健康、人际关系，以及你享受生活的能力。所以你要在睡觉前早点结束工作模式，实现过渡……

做出你的选择

正如本章所述，并不是每一种推荐的睡前放松方式都适合你。从我们提到过的选项中选出一个，也可以从你填写的图表中选出适合你的方式。记住一点：我们所寻找的活动必须能让你处于愉悦、平静的最佳区域。你有两个小时的时间。你会做何选择？开始吧，放松一下！

● **假如你在睡前放松时间结束后依然无法放松**

如果是这样的话，有几件事你需要考虑。首先，关注你的身体。我遇到过一些人，他们对睡眠提示视而不见。他们有很长时间没关注过，甚至忘记了睡眠提示的样子和感觉。与此同时，人们还有一种想法，认为需要在一段特定的时间里上床睡觉。但他们只是按照这种方式行事，而不是真正地利用自己的身体。我有个病人，她其实已经注意到睡意来袭，但整整两个小时的放松时间，她还是从头坚持到尾。千万不要这样！睡前放松的一个关键点就是关注感官，不要做任何容易沉迷的事，比如追新剧或刷社交媒体。当你沉浸其中，就无法再关注自己的身体感受了。

最后，哪怕睡前放松对你没有神奇的效果，也不要放弃。多重复几次，形成习惯，你的身体才能学会把放松时间视为睡觉的提示。明天的训练将会帮你从正面解决这个问题。

训练自己成为
巴甫洛夫的狗

Rx

今日练习 | 把床变成睡眠触发器

重建床和睡觉的关联，

可以让你

一躺下就睡着。

第6天 | **训练自己成为巴甫洛夫的狗**

今天，你要像训练宠物狗那样开始训练自己。事实上，应该说训练自己成为"巴甫洛夫的狗"。

19世纪90年代，苏联生理学家伊万·巴甫洛夫在研究动物的条件反射，即它们对某些刺激的本能身体反应。当把食物摆在动物面前，它们的反应是分泌唾液。巴甫洛夫想要研究动物进食时肠胃系统中各种液体的分泌情况，所以他在狗嘴里插入了一个小的唾液收集管。当给狗喂食时，助手会监测并测量唾液的分泌。然而，他注意到了一件事：狗不会像他预期的那样对着摆在面前的食物流口水，而是在听到助手端来食物的脚步声时开始流口水。它们已经学会了把走廊里传来的脚步声与食物强烈地联系在一起，以至于一听到门外响起脚步声就会流口水，不管来者是不是送食物的。

他又进行了很多实验，快速训练狗对节拍器的嘀嗒声和铃声做出分泌唾液的反应。他发现，只要他在相近的时间让狗接触两种刺激源（食物和声音），狗很快就会在这两件事之间建立起联系。他称之为"条件反应"：先前的中性刺激*（铃声）对狗来说毫无意义，但经过条件刺激后，它们对这种声音产生了新的本能反应[1]。

"经典条件反射"†和条件反应的关键在于，它会触发已经存在的生理反应。身体在一天中会对各种触发因素产生各种条件反应。其中一些我们已经讨论过。例如，你每天都在同一时间醒来，你的身体就会在你醒来前分泌皮质醇。还有，当你喝了一杯水，口渴感立刻就会消失，而此时你的身体系统尚未开始处理那些水，将其变成你的体液。你喝了一小口咖啡，可能立即就会感到振奋，哪怕要过很久，咖啡因才会影响到你的大脑。不管你是否能意识到，这种情况每时每刻都在发生。

---

* 中性刺激指在给定的时刻，对行为没有影响的环境事件。

† 即"巴普洛夫条件反射"。

学习巴甫洛夫的狗

我们往往并不清楚环境和日常活动的重要性。周围的环境早已成为我们的第二天性，日复一日的惯常活动常常受到我们无法控制的力量的影响，比如工作安排、学校课业、通勤、所居住社区的节奏和需求。通过这一切，大脑不断地接收信息，预测即将发生的事和身体需求，并告诉身体应该如何利用其进行代谢。你的大脑希望身体高效运转，它想要实现优化。因此，它发展出了"启发法"，即基于重复行为，逐次逼近最优解。

在疫情打乱几乎所有人的日常生活之前，我每天晚上都在同一时间从实验室回家：那正好是吃晚饭的时间。突然之间，一切都变了。实验室人员无法到齐，我们的出勤表必须随之调整。我回家的时间要么在深夜，要么在下午 3 点左右。但当我的手一碰到公寓的门把手，饥饿的感觉马上就会出现。我什么时候到家并不重要，关键在于我的身体对公寓门产生了条件反应。转动门把手意味着该吃饭了。哪怕当时其实是凌晨两点，我轮班工作了很久，已经吃过东西了。我身体的条件反应是："快！开始制造胰岛素！"

你的床也是如此。床可以成为异常强大的睡眠刺激，只要你的身体习惯做出这样的条件反应。对于没有任何睡眠问题的人来说，这个过程很顺利：上床睡觉前，他们的昼夜节律正好达到了适当的程度，睡眠压力也很高。上床的动作就像一把落下的锤子，这最后的重量和压力让他们立即进入梦乡。不幸的是，对于那些入睡困难的人来说，他们对床的条件反应恰恰相反。

条件反应的阴暗面

"帕瑟博士，我当时真的很困，可一上床，我的大脑立马就清醒了！"

我在睡眠诊所经常听到这种说法。对于有慢性睡眠问题的人来说，他们与床建立的条件反应往往与我们想要的结果完全相反。据他们所说，一上床，就感觉像打开了开关：一下子就清醒了。这就是条件唤醒：床激发你的思维，让它变得活跃，忘记了睡觉。而这绝对是因为你的身体现在很困惑。你清醒地在床上躺了太久，害怕睡着又试图入睡，由此产生了困难焦虑的情绪，于是你的身体开始把床和这种清醒又焦虑的状态联系了起来。这种条件作用*是非常强大的，就像让狗听到就流口水的铃声一样强大。

你的条件反应现在对睡眠起到了反作用。所以我们要做的第一件事就是打破这种条件作用，必须消除焦虑又清醒的状态与床之间的联系。

打破条件作用

巴甫洛夫的狗一听到铃声就知道会有吃的，这二者之间建立了紧密的联系，铃声一响，它们的身体就会进入消化过程。但巴甫洛夫发现，只要坚持不懈，打破这种条件反应同样容易。反复按铃，却不提供食物，这个条件反应很快就会消失。之后，狗再听到铃声，就没有反应了。由此可见，一旦大脑和身体学会并适应，刺激和反应之间的联系就解除了。

在本周的第一天，我给那些想要改善睡眠的人的第一条建议是：坚持每天在同一时间起床。现在来说另一条建议：不困不上床，睡不着就起来。

根据我作为一名睡眠学家的经验，这两种策略合在

---

* 条件作用是指通过训练使人或动物学会将刺激与反应联系起来的过程。

一起形成的双重冲击，是我们可以做出的帮助自己睡得更好的两种最有力的改变。当你在睡不着时就从床上起来，就是在打破你的身体在床和清醒之间建立的联系。你的身体的确早已学会了这种反应，但它依然可以将其忘记。

这种条件反应，即床等同于清醒又焦虑的状态，是导致大多数人失眠的根源所在。某种程度来说，这个解决方案会让人感到有违常理。在我向病人解释条件反应这个概念时，他们非常理解。但是，在黑暗的深夜，要他们睡不着时就起床，就是另一回事了。

即使是我遇到的失眠最严重、最迫切想要改善睡眠的人，也会对这种策略产生抵触，尽管这是助他拥有良好睡眠的最强大的工具之一。所以我想带你了解一下关于这种方法的几个要点。

● 有人说："夜里从床上起来，太难了！"

没错，不得不从温暖舒适的床上爬起来，绝不是什么愉快的事。但就教你的身体入睡而言，确实没什么能取代这种行为。

● 有人说："我从床上起来，到处走来走去，肯定会更清醒。"

相信我，不会的。你已经处在清醒的状态了。继续在床上待着，只是强化了躺在床上和清醒之间的联系。你在教你的身体对床做出警觉和清醒的反应。这确实有违常理：起床就像在认输。但你正在解除习得性唤醒的条件反应，在这段时期里，这才是恰当的做法。

● 有人说："等我把这件事想明白了，保准能睡得着。"

睡不着或半夜醒来时，我们很容易胡思乱想，陷入焦虑。你当然可以尝试一些我们之前讨论过的策略，比如猜火车和分散注意力，但如果这些思维模式与条件唤醒同时发生，那将是一场艰苦的战斗，也许还是一场不可能获胜的战斗。因此，人们在床上所待的时间就超出了正常的范围：到最后，我们总会试图弄清楚自己为什么会产生焦虑的想法，或者能做些什么来消除内心的担忧。若说这只是一时心血来潮，倒也说得通（我们都在不停地解决问题），可深更半夜，身体早已筋疲力尽，这样的情况下我们根本就理不清任何事。因此，正如我们在前一章所讨论的那样，不要在晚上尝试这种思考，而是留待第二天再考虑。

● 有人说："我现在起床，只会让明天变得更糟。"

这可能是最难克服的障碍了。在努力改善睡眠期间，很容易把失眠想象成一场灾难。半夜时分，也是你最脆弱的时候，一切似乎都很可怕，睡眠不足时尤为如此。你不停地看表，会把可能的睡眠时间压缩得越来越短，一些极端的想法会将你淹没。比如：现在睡不着，明天就会感觉很糟糕；我肯定一整天都睁不开眼睛；5分钟之内要是还睡不着，明天的面试肯定会搞砸。

讽刺的是：通常情况下，真正阻碍我们入睡的，正是这种迫切想要入睡的感觉，这种感觉承载了我们想象中第二天会发生的所有后果。睡眠不足的确有很大的影响，对此我们已经讨论过了。但两三个晚上睡不好，后果并不会像我们想象的那么严重。你越是沉浸在这些假想中不能自拔，就越是睡不着，而且，这样的假想并不准确。

贾思敏是我目前正在接待的一位病人，她是一位非常有干劲的年轻女性。她工作时间长、自我要求高，在公司担任要职，她很享受成为领域里佼佼者的感觉。然后，她中风了。

她的病虽然好了，但仍需要一个康复的过程。中风后，她离开了原来的工作岗位，生活也偏离了正轨。她在事业发展上受挫，这给她造成了巨大的忧虑和压力。

她的康复还在继续，其中一部分是重新学习睡觉。她接受的一些治疗需要服用药物，而这些药物会扰乱昼夜节律，导致睡眠问题。这会导致条件唤醒，因为她在床上躺了太久，想入睡却睡不着。贾思敏觉得每次开视频会议和打电话都很重要，因此，对她而言，确实很难不去胡思乱想、焦虑不安，而这只会让睡眠变得更加难以捉摸。所以，我们花了很多时间做"思想记录"，也就是让她把自己在半夜的所思所想写下来，第二天我们会通过思想记录了解她的感受和表现。用这种办法，更容易看出她的那些假想通常都是不现实的。

思想会影响情绪，所以，如果你常在半夜被虚假的想法支配，那么是时候停止向自己灌输这些谬见了。

要是我们可以看着数据说："嘿，实际上并没有那么糟糕！"那么，那些假想就很难主宰我们的夜晚了。在与睡眠诊所的病人一起查看思想记录时，我们会尽可能详细地分析：这些想法哪些是真实的，哪些是错的？那样想有用吗？支持和反对这些观点的理由是什么？

贾思敏发现，有时一夜没睡好，她次日可能达不到最敏锐的状态，但想象中的糟糕状况却一次也没发生过。没有人注意到或评价她表现不佳。她把所有必要的工作都完成了。她还发现，有时即使睡了个好觉，第二天她在工作中也达不到最佳状态。所以，她的工作表现并不像她认为的那样与睡眠紧密相关。只要能放下睡眠焦虑，就能帮助她在晚上跳出自己的思维定式。

她目前从事咨询工作，正在尝试慢慢回到自己的职业领域。不过，她做的很多咨询业务都涉及大型并购，风险非常高。最近发生了一件事：她在第二天有个重要的电话要打，前一天晚上却根本睡不着。后来她向我提及此事，她认为自己"根本没睡着"。她一夜没合眼，却还是要打那个电话，但她做到了。

"看吧。"我说，"情况糟糕到了极点，但你挺过来了。"

我以此为基础，努力想出一些鼓励的话，让她可以用来提醒自己早有成功先例。"会没事的，上次就没那么糟。""我以前也经历过。"失眠的人需要的是一条捷径，好让自己平静下来，并且深知即便睡眠时间不足，也不会有事。你肯定不愿意在半夜里思考和解决问题，这些事可以留待白天去做，这样到了半夜还可以回想一番。

所以，下次当你躺在床上无法入睡而感到压力时，请记住，这没关系。但关键在于，当你醒着，精神处于唤醒状态时，必须让自己从床上起来。我给人们的建议是，继续去做他们所选的睡前放松活动。等到睡意再度来临时，再回到床上。如果你马上又醒了呢？这个问题很好。那就再从床上下来。你这么做，是在用床来修复睡意。这就像你一遍又一遍地把装有食物的碗放在地上并摇铃，直到你的身体开始做出反应。

最重要的是，在这个方面，并没有更好的办法。你不能靠意志力驱使自己入睡。要想用不同的反应取代条件刺激，唯一方法就是坚持不断地重复，直到身体适应。它会的。

刺激控制：睡眠之谜的关键

这一周我们所做的一切，都属于我们所说的"失眠认知行为疗法"。认知行为疗法是一种心理和行为疗法，用于治疗各种各样的疾病，比如抑郁症、焦虑症和失眠。本书的核心原则是：思想、行为和情感都是相互联系的。通常，我们遇到的睡眠问题都源于"习得性无益行为模式"。我所说的"无益行为"，是指你学到的应对生活、压力和各种挑战的方式，只是它们对你来说并没有太大的益处。也许当时你从直觉来看它们是有道理的，但从长远来看，它们会损害你的健康和幸福。

正如我们上文提到的贾思敏，很多人都形成了这种关于睡眠的紊乱思维，因而深受煎熬。睡眠导致的焦虑恰恰会破坏我们入睡的能力。但是，与抑郁症等其他问题相比，失眠的有趣之处在于，它有很强的行为成分。这里需要澄清一点：我并不是说失眠是人们自找的，我们的许多习惯和行为都是不得已的，是为了应对日程安排、压力、养育子女、工作、适应环境等问题。失眠是由行为诱发的，这一事实令人充满了希望。这意味着，只要给人们知识、工具和明确的前进方向，他们就可以改变自己的睡眠状况。因此，作为一名临床医生，我的方法一直是首先处理所有可改变的行为问题，再去处理与睡眠有关的混乱观点。个人习惯这种东西很难改变。但是，如果能通过这些简单、直接的行为调整，让你睡得好一点，那你很可能就可以开始自行培养"睡眠掌控感"了。如此一来，睡眠焦虑在一定程度上就会自然而然地消失。

我们专注于这些行为改变，一是因为你可以立即着手去做，二是因为它们会产生很大的影响，比如刺激控制，这是我们一直在谈论的，也是你今天要开始尝试的。我们主要的行为问题之一就是——我们和床的关系出现了问题。床和睡眠之间曾经紧密的联系被削弱了。所以在解决了这个问题后，很多其他问题，比如导致我们晚上睡不着、引发焦虑的思维模式等问题，也将迎刃而解。

在得知大多数睡眠问题都是行为问题时，我希望你感到的不是难过，而是鼓舞。你越了解什么方法起作用以及为什么起作用，你的身体如何以及为什么会对周边的环境和常规活动做出反应，你就越能进行干预，你也会感到一切都更容易了。

在诊所接待病人时，我会让他们马上开始练习刺激控制。人们第一次来时，我们能做的并不多。我们需要让他们带着睡眠日记回家（与你一直记录的那份是一样的），让他们收集自己的数据，然后再回诊所评估。到了那个阶段，我们会找出最好的干预措施。刺激控制的作用很普遍。它很重要，很强大，你可以立即开始。面对病人，我不会等待。我暂时还不确定每个人的具体前进方向是什么，但我很清楚这就是今日练习的内容。

把床变成睡眠触发器

如果你存在条件唤醒的问题，那么很多人都与你同病相怜。我们在睡眠诊所接待过的绝大多数病人都为此苦苦挣扎，需要去做我们所说的刺激控制。我说过，今天你要像巴甫洛夫训练狗一样训练自己的大脑，具体可按照下列办法去做：

规则 1：不困不上床

记住，在睡前两小时左右开始放松，但要留意自己的身体状况。不必拘泥小节。两个小时过去后，若你仍然很清醒，那就继续放松！记住，人人都想拥有更多的控制感，但何时入睡这事由不得你。你只能等待睡眠来找上门。所以，注意节奏，换一种不那么刺激的活动。例如，如果你一直在读书，或许可以闭上眼睛听音乐放松一下。如果你喜欢的话，我建议你试试冥想。

规则 2：不要在床上做其他事

不要玩手机，不要看笔记本电脑，也不要看书。床只有两个用途，一是睡觉，二是做爱。警告：这不是一概而论的。其余的时间里，你大可以舒舒服服躺在床上追剧。但当你在解决睡眠问题时，要尽可能为你的身体提供清楚的提示。绝对不能有模棱两可的信息。

规则 3：试一试

你躺在床上，觉得很困，却迟迟未能入睡。没关系。再来试试！比方说，再试 15 分钟。人们通常需要 15～20 分钟才能入睡，所以这很正常。我希望你在这个时候给自己一个真正的机会：在这 15 分钟里，千万不要像鹰一样盯着时钟。试试前文提到过的方法：用愉快和生动的事取代工作记忆。要是你总忍不住胡思乱想，放松不下来，就试试"猜火车"。

规则 4：不困就起床！

你遵循了规则 3，在床上躺了半天依然睡不着，那么是时候起床了。从床上下来，切换回睡前放松模式。看看书，听听舒缓的爵士乐，闻闻香氛蜡烛……等美妙的睡意再度降临，再返回床上。

注意：我不是让你独自坐在黑屋子里！有很多工具供你使用，让你放松下来。但也有一些注意事项：不要把所有的灯都打开，我们希望你能让褪黑素保持活跃；不要利用这段时间来提高你的生活效率，这不是处理邮件或把没刷的碗碟刷干净的时间，而是属于改善睡眠练习的一部分。为了建立睡眠条件作用，你只能在睡不着时起床，这段时间就成了你放松的一部分。一定要好好维护它。

规则 5：坚持到底！

不仅今晚要这样做，明天和后天也要如此。这个方法不会在一夜之间奏效，需要你逐渐积累。巴甫洛夫的狗在生理上把脚步声和食物联系起来，实现了模式内化。若要你的身体内化一种模式，你需要先把它变成一种生活模式！重复相同的活动是关键。你可能要坚持两三周才会见效。结果也许各有不同，人类不是机器，每个人都不一样。甚至连巴甫洛夫和他的助手也发现狗的反应有很大的差异。狗的个性和偏好影响了对条件作用的反应。这个练习没有特定的期限或成功标准。只要你坚持下去，并结合我们一直在做的其他练习（这很重要：在实验室里，所有办法需要相互配合，而不是单独进行），就会收获良好的结果。

如果你在半夜醒来（这在我们所有人身上都会发生，而且比我们想象的还要频繁，只是我们常常都不记得了而已），那么规则也同样适用。不要因为是凌晨 3 点，就在床上躺超过 20 分钟。记住你想让你的身体知道的信息：床等于困意。通过睡眠研究，我确信这么做是有效的。只要坚持进行刺激控制，床就将成为睡眠触发器，而不是一个令你感到煎熬或焦虑的地方。很快，躺在床上就会引起身体的生理变化，让你更容易入睡。床可以成为你的睡眠入口。

【疑难解答】

● 要是你无法下床呢？

这是一个常见且合理的问题。我接诊的病人中，有的人在夜里可能摔倒；有的人患有慢性疼痛，不能来回走动；有的人住在单间公寓，床是整个公寓里唯一可以坐的地方，除了床，他们真的没有别的地方可去；还有的人上床下床，会打扰到自己的伴侣。在这些情况下，我们就要遵循基本原则：改变体验，使其不等同于躺在床上等待入睡。做任何能做的事，给身体提供清晰的提示，让它知道这不是在睡觉。

要是你无法下床，下面是我经常推荐的一些替代策略：

1. 坐直身体！通过你的姿势和所处的位置，清楚地表明你不再处于"睡眠模式"。

2. 到床的另一边去！你可以在一英尺*远的地方放松，然后回到常睡的一边入睡，以此表示"回到床上"。（小时候，我常常躺在床尾看书，然后回到床头睡觉。想来，我注定要当睡眠学家……）

● **假如你不想打扰伴侣……**

假如你担心吵醒伴侣，事情就有点棘手了。我不喜欢使用"睡眠离婚"这个词。听起来太糟糕，像是没了回转的余

---

* 1英尺 ≈ 30.48 厘米。

地！但是，如果是因为不愿打扰熟睡的伴侣，你只能躺在床上无法入睡，那么你们不妨考虑各睡各的。家里有客房的话，你可以睡在客房。或者，假如你的伴侣入睡比较容易，也许他们可以睡在客房，作为给你的礼物！

另一个问题与价值观以及人们如何度过空闲时间有关，这可能涉及身份和爱的表达。我遇到过很多对夫妻，他们喜欢在晚上一起躺在床上，或是读书或是看节目，这对他们来说是特殊的时刻，也是日常生活的一部分，他们很珍惜。我们只把床当成睡觉的地方，可这个想法与他们的价值观不一致。

我遇到过的一对夫妇就是这样的——就叫他们埃莉和斯宾塞吧。他们二人都已年过七旬，退休在家却很忙，每天带孙子孙女，还在社区做志愿者。多年来，他们习惯晚上一起早早上床，阅读最新的期刊，换着读文章。他们不想放弃这个习惯。"只要能保留这个，要我们做什么都可以。反正这么做也像是在放松。"

"当然，这要看你们的选择。"我说，"完全没问题，这听起来很美好。但现实中没有十全十美的事。你们来这里，是因为你们睡不好。因此，你们生活中的这个特殊仪式和良好的睡眠，是不能兼得的。"

你必须做出选择。是你很喜欢却不得不中断的日常活动重要，还是改善睡眠重要？答案因人而异。把它看作是一种选择，而不是发生在你身上的事，这样有助于我们认清一点：我们可以根据自己看重的事物来做出取舍。也许由于这样或那样的原因，你确实需要更长的时间才能入睡，但如果这在一定程度上是可以接受、不会引发痛苦的，那就没问题。

"这是我的选择，因为我珍惜和伴侣在一起的时光。"但你也许需要寻求创造性的解决方案。埃莉和斯宾塞喜欢一起躺在床上放松，因为其他家务，比如洗盘子、浇花、扫地、回复电子邮件，让他们觉得自己是在"值班"。他们喜欢在床上消磨时间，床就像大海上的一艘船，在那里他们真的很隐蔽，可以实实在在地与任何可能需要他们注意或打扰他们的事隔绝开来。最后，他们在客厅里布置了一个舒适的空间，取名为"夜晚角"，那里摆着一张舒适的沙发，铺着柔软的毯子，还放着一扇立式折叠屏风，有了屏风遮挡，他们就看不到房子的其他部分了。如此一来，他们既能像以前一样在一起度过美好时光，也保留了"床是用来睡觉的"的理念，事实证明，这对他们二人的睡眠确实有很大的帮助。

用 "熬夜" 治疗失眠

R̥

今日练习 | 熬夜！

这是应对失眠

最有效的方法!

第7天 ┃ 用"熬夜"治疗失眠

那么……你昨晚睡得如何？

要是情况有点令人沮丧，我也并不惊讶。与床建立健康的条件反应，刚开始的练习会十分困难。这就像初学者在跳舞……舞姿并不赏心悦目。你困了，便躺在床上；你觉得自己很清醒，就从床上起来，等睡意重新降临再回到床上，可你还是感觉很清醒。昨夜上床下床来回折腾，今天早上你感觉比平时更疲倦。这都不要紧。你可以试试下面的办法。

你昨晚在床上度过的时间比较少，那就意味着你把一些睡眠压力转移到了今天。到今晚，你的睡眠压力自然而然就会比昨晚同一时间高。刺激控制起作用的部分原因是——你正在教身体将困倦与床联系起来，就像我们在前一章讨论的那样。但它起作用的另一个关键原因则在于，你正在加速自己的恒定睡眠驱力。

你躺在床上，即使没有睡着，睡眠压力也会消散一部分，躺在床上休息，就如同把气球里的气放出去。这可能会对你不利。你以这种方式放松，就会丢失一些助眠的压力。而我们要求人们睡不着时起床，哪怕他们只是继续进行睡前放松活动，也会再次激发恒定睡眠驱力，增加睡眠压力，气球会继续充气。每当你躺下，在睡意和床之间建立联系，成功的机会就多了一分。在接下来的几天，这种情况应该会有所改善。

还有一种更强大的方法可以加速恒定睡眠驱力。在我们的"军械库"中，就数这件武器对抗睡眠障碍最为有效。它有助于让昼夜节律变得稳定，还有助于修复床和睡眠之间的联系。它可以帮助你找出理想的睡觉时间，以及理想的总睡眠时间。它可以让你减少对睡眠的焦虑，并更好地控制它。它甚至可以取代安眠药。这就是所谓的"睡眠限制疗法"，可将其归结为两个字：熬夜。而且是熬到很晚。

你的睡眠效率如何？

这个策略是很有效，之所以没在本周开始时就使用是有原因的。我们需要数据。

在本周的开始，我曾要求你在这7天里成为一名睡眠学家，进行个人实验，也就是你自己在家进行临床实验，你既是实验对象又是研究人员。其中一个关键的部分是记录睡眠日记，而这项任务是从第1天就开始的。到今天为止，应该有6晚的数据了，足以大致计算出你的睡眠效率。

计算睡眠效率很简单：将你实际睡着的时间与你留给自己睡觉的时间（睡眠机会）相除。

首先来给睡眠机会下个定义。睡眠机会，是指你从前一天晚上第一次躺在床上睡觉，到第二天早上最后一次醒来的这段时间。所以，即使你在按照我们"第6天"讨论的办法练习刺激控制，半夜睡不着就从床上起来，下床后的那段时间也要算入睡眠机会。把睡眠机会想象成秒表，从你晚上第一次上床的那一刻开始，到早上起床为止。在这段时间里发生了什么并不重要，反正这一段时间都算是睡眠机会。

既然你对睡眠机会已经有所了解，现在我们就来讨论一下睡眠效率。睡眠效率是以百分比来衡量的。举一个例子：本晚上 10 点上床，10 点半入睡，一整夜没有醒过，早上 6 点被闹钟叫醒。他的总睡眠机会就是 8 个小时（480 分钟），他睡了 7.5 个小时（450 分钟），所以他的睡眠效率是 94%。下面是计算公式，以分钟数而不是小时数来计算：

450 分钟睡眠时间 ÷ 480 分钟睡眠机会 = 0.9375 ≈ 94%

这是本的理想夜晚。有时，他会在凌晨 2 点左右醒来，在床上躺 1 个小时左右才再次睡着。在这样的夜晚，他的睡眠效率是：

390 分钟睡眠时间 ÷ 480 分钟睡眠机会 = 0.8125 ≈ 82%

一般来说，我们希望看到睡眠效率不低于 85% 或更高。这是我们的基础目标，但老年人除外，他们的睡眠中断情况通常更频繁，这是很正常的。对于 65 岁及以上的人，我们的目标是 80% 左右的睡眠效率。

本的睡眠效率相当高。平均而言，他的睡眠效率在大多数夜晚都能达到 85%。另外，他感觉很好，没有感到太大的困扰。

但是，本的伴侣戈登却有不同的情况。他晚上 10 点和本一起上床，但经常要到凌晨 1 点甚至 2 点才能入睡。本很快就睡着了，而戈登要么用手机看书，要么翻阅纸书或杂志，以尽量减少接触蓝光。他会闭上眼躺一会儿，要是还睡不着，就再次打开手机，戴上耳机，或是追剧，或是刷社交媒体。

我们把戈登睡眠日记中的数字进行累加，通过将两列相加并除以天数，得出了他睡眠时间的平均值和睡眠机会的平均值。他的平均睡眠时间是 305 分钟。和本一样，他的平均睡眠机会是 480 分钟。因此，他的睡眠效率为 64%。这很糟糕。

戈登存在几个问题。第一，他没有像我们希望看到的那样去练习刺激控制，反而花了很多时间在床上做与睡眠无关的事，比如追剧，用手机查看邮件，刷社交媒体，等等。首先，他承认自己试图通过这些方法来冷静和放松，他说，查看电子邮件后确保没有紧急的状况，这样他就能放下心来，而刷社交媒体则可以让他放松。但很明显，他存在条件唤醒问题，他最终还是会从床上起来，只是并非每次都这么做。他依然与本在同一时间上床，他之所以这么做，是因为这是他俩的惯例，而不是因为他在晚上 10 点感到困了。这样一来，第二天早上本的闹钟响了，他也会醒过来，脑袋昏昏沉沉。有时，他会和本一起起床，在本上班前和他在厨房里煮咖啡、聊天，但有时他也会继续睡。戈登现在正在攻读硕士学位，很晚才有课。他醒来的时间也不稳定。他承认自己更像夜猫子，但他平时凌晨 2 点才能睡着，这个时间太晚了。睡眠还给他带来了很多沮丧和焦虑的情绪，他觉得很累，在学校也达不到最好的状态，健康状况也并非最佳，总之，他感觉自己的状态并不好。在填写过去数月身体健康情况的自我报告时，他所填报的结果显示，他患感冒和感染病毒的概率高于同龄健康男性的平均水平。戈登的情况，待会儿再聊。我们现在先来看看你的睡眠效率。我要通过下面的例子，教你如何计算自己的平均睡眠效率。

如前文所述，睡眠机会是从你第一次尝试入睡到早上最后一次醒来的时间总和。（注意：也许你在床上躺了很久才尝试入睡。但按照本书所说，你只有在感觉到困意，并尝试入睡的时候，才应该上床。）

睡眠时间的计算方法是用睡眠机会值，减去你没有睡着的时间（包括第一次入睡所需的时间和半夜醒着的时间）。

现在看一下这个例子：周日，某人在 23 点 45 分上床，半夜醒过一次，最后一次醒来是在早上 6 点。从 23 点 45 分第一次上床到次日早上 6 点起床，这一整段时间是他的睡眠机会。从 23 点 45 分到早上 6 点的总分钟数是 375 分钟。所以这个人在周日的睡眠机会是 375 分钟。然而，在这 375 分钟的睡眠机会里，他入睡花了 15 分钟，半夜醒着的时间持续了 120 分钟。所以，要计算出睡眠时间，就要用 375 分钟的睡眠机会减去他没有睡觉的 15 分钟和 120 分钟，这样就得出了 240 分钟的睡眠时间值。

要计算睡眠效率，就用睡眠时间（240 分钟）除以睡眠机会（375 分钟），得到 0.64，即睡眠效率为 64%。

拿出你自己的睡眠日记，运用我们讨论过的计算公式，在下面填写你过去一周的平均睡眠效率：

你目前的睡眠效率是：_____%。

你的睡眠效率若为 85% 或更高，那么从这个角度来看你处于很好的状态。也许你的睡眠可能并不完美，但你遵循了睡眠科学，这很好。而能否坚持下去，则是你面临的挑战，特别是在刺激控制方面——晚上睡不着时从床上起来，是一件非常艰难的事，很多病人都是在这一步失败的。此外，要是你的睡眠效率看起来还不错，但你仍然对睡眠不满意，那么请稍等，我们很快就会回到这个话题。

戈登的睡眠效率很低，只有 60% 左右，要从哪里着手改变是显而易见的：首先就是刺激控制。他真的需要在不困或睡不着时从床上起来。但我们共同研究得出的第二种策略，是一种最快速、最有效的提高睡眠效率的方法，可以让人们的睡眠恢复正常，那就是睡眠限制。

睡眠限制：增加你的睡眠压力

恒定睡眠驱力是你的秘密武器。我们要做的就是利用熬夜来增加你的睡眠压力，基本原理就是让气球闭合，给它不断充气，直到最大容量。这不是什么高深的科学：我们只是让你感到疲倦，而且是真正的疲倦。用这个办法来教你的身体如何入睡：什么时候睡觉，在哪里睡觉，以及如何更快、更轻松地入睡。

对戈登而言，第一步是改变睡眠时间表。把他的睡眠机会减少至他实际睡眠时间再加半小时。记住：人不能像电脑一样关机，哪怕睡眠压力快把气球撑破了。一定的过渡时间是必不可少的，我们会构建这一条件。降低你的睡眠机会，与你平时夜晚的实际睡觉时间保持一致，这并不是要求你早起，而是需要你晚点睡。在诊所里，我对任何人几乎都没说过这样的话："我希望你在×××时间入睡。"我一直说的是："我希望你的睡觉时间不要早于×××。"在戈登的案例子中，这个时间是凌晨1点。

听起来很极端吗？确实如此。睡眠限制的确有点极端。有时，在实验室进行睡眠限制实验，我们会让实验对象住在睡眠诊所，以监控他们的情况。我们要求他们不要在睡眠限制期间开车，或者做任何可能对自己或他人构成危险的事。（你若觉得这个方法太极端，或者你存在健康问题不适合这样做，那也别担心。等到按照指示去做的时候，我会提供一个更温和、更循序渐进的版本，即睡眠压缩，让你可以一点点地推迟就寝时间。）但是，对于这个办法，有一个重要的注意事项：对于大多数受失眠困扰的人来说，睡眠限制实际上并没有压缩睡眠时间。它只是减少你在床上的时间而已。准确来说，可以称之为"床上时间限制"，因为大多数时候，实际情况就是如此。我要求你照此进行，其实并没有剥夺你哪怕是一分钟的睡眠。我们都知道你到底睡了多长时间，因为我们已经进行过跟踪和计算。我们只是包装你的睡眠，将其后移并加固，进而实现两个目标：第一，加速恒定睡眠驱力，这样你就可以入睡并保持睡眠状态；第二，让你不再将床与清醒和辗转反侧的煎熬联系在一起。

也就是说，如果你的睡眠效率很低，开始进行睡眠限制的头几天，你的就寝时间可能会推至很晚。戈登起初对这个方法感到很吃惊。"我得熬夜到凌晨1点？"他叫道。到这个时间，他的伴侣已经上床3个小时了。戈登性格外向，社交能力强，总是喜欢找个伴儿一起度过闲暇时光。他不习惯独自度过那么长的休息时间。我建议他待在客厅，在沙发上放松地追剧，阅读杂志文章，这些文章的页面早已在他的手机浏览器中打开了，只是他白天没时间看；也可以刷一刷社交媒体，看看朋友们的动态（只要这么做能让他放松，不会越刷越上瘾，或导致自我比较，进而感到压力。我建议他设置定时器，免得沉浸其中）。

"反正你也睡不着。"我告诉他。他也承认了这一点。

戈登的情况处在睡眠限制范围的最低点：绝不能低于5个小时。即使有人患有严重的失眠症，并且实际睡眠时间远远少于5个小时，5个小时也是最低要求。我们现在的目标是积累睡眠债，从而让你更容易入睡并保持睡眠状态，而不是彻底摧毁你。

通常情况下，一旦开始进行睡眠限制，病人就要在一周左右的时间内坚持晚睡。他们的经历是这样的：不断累积睡眠债。在睡前放松时间里，他们可能会极为疲惫，紧盯着时钟，等待规定的就寝时间到来，可能是凌晨 1 点、午夜 12 点、晚上 11 点，甚至是晚上 10 点，他们会开始感觉很难清醒地撑到那个时间。他们报告说，等到终于能上床了，只需要 10 分钟或更短的时间就能入睡。半夜醒来的情况也大幅减少：他们根本不会醒，或者可能每晚只醒一次。但最重要的是，半夜醒来时，他们通常会感到异常困倦，再次入睡的可能性大大提升了。

一周尚未过去，戈登的睡眠效率就飙升至近 93%。他熬到凌晨 1 点，然后马上就睡着了，直到 6 点半闹钟响了才醒。他每天能睡整整 5 个半小时，但实际上他在床上的时间还不到 6 个小时。他可以毫不费力地快速入睡，还可以睡上一整晚，唯一的问题是，他没有得到足够的睡眠。于是我们进入睡眠限制的下一个阶段：一点一点地把晚睡时间提前，扩大睡眠机会。每隔几天提前 15 分钟，在几周的时间里，入睡时间会变得越来越早。只要他们仍然可以快速入睡，并且整夜安睡（在大多数情况下），我们都会不断提前就寝时间。

一旦他们开始遇到困难，我们就会暂停，进行更仔细的观察。也许他们已经达到了理想的睡眠时间，也可能还有别的原因。但通过这个过程，我们逐渐了解了什么样的睡眠时间表对他们是有效的。我们在诊所里发现很多病人都有一个共同点，当他们第一次带着睡眠日记来的时候，数据表明他们留给自己的睡眠机会时间太长了。有的人很难入睡，还形成了这样一个条件唤醒问题：他们在床上躺 10 个小时，睡觉或试图睡觉。这段时间太长了。

起初，戈登从合理的睡眠机会时段开始做起。他会在床上躺大约 8 个半小时。对很多人来说，这是可行的。对本而言，这简直太棒了！但是，戈登虽然爱本爱得要死，但他并不是本。事实证明，他的身体并不需要那么多的睡眠。你的身体有它自己的睡眠制造系统，我们所有人在健康的时候，真的只能制造这么多睡眠。但在健康且正常的机会时段内，是存在一定范围的。本最高兴的是自己能睡足 8 小时或者更久，而戈登睡 7 个小时左右就达到了极限。他天生是个夜猫子，他的昼夜节律让他很难早起。对于本和戈登来说，解决方案是将性或亲密的身体接触与睡眠分开，而不是将它们放在同一个场域。他们需要两种不同的就寝时间，这很好。他们想出了共同活动、互相陪伴和亲昵接触的新方法。戈登发现他真的很享受晚上独处的时光，这确实能让他神清气爽，放松下来，而他以前甚至都没有意识到这一点。

经过睡眠限制实验，我们确定了晚上 11 点半左右的就寝时间，前后有半个小时的浮动，这对他来说一直很有效。大多数晚上他都能很快入睡，白天也感觉很好，睡眠不再是难题。

更大的难题

还记得迈拉吗？我们在几章前介绍过她，当时我们在讨论的是如何克服夜间胡思乱想这种情况。迈拉非常活泼、忙碌、外向，是那种耐不住性子去"观云"的人。我们想出的"猜火车"策略，确实帮助她摆脱了侵入性思维。但迈拉有很多睡眠问题，我们需要用尽一切办法来帮助她。她患有癫痫，这尤为紧急。她的医生认为，也许唯有改善睡眠这一个办法，才能让她免于再次接受脑部切除手术。

迈拉对自己的睡眠状况非常焦虑。这倒也合情合理，毕竟睡眠对她的影响很大。医生告诉过迈拉，睡眠很可能是她康复的关键，也是她避免需要数月才能恢复的复杂手术的关键。这确实是非常大的压力。但是，即使你不像迈拉那样，有相当大的利害受睡眠影响，也会存在其他程度的睡眠焦虑问题。我们都知道这有多重要。从概念上可知，长远来看，睡眠对我们的健康和长寿至关重要。我们也很清楚睡眠不足时的感觉：我们会亲身经历体能下降、脾气暴躁、认知模糊，享受生活的能力也会减弱。我在诊所接待的病人中有很大一部分（90%左右），都在与睡眠焦虑作斗争，这个问题很常见，也很普遍。具有讽刺意味的是，阻碍我们入睡的最大障碍往往是我们对睡眠的紧张情绪。

这就是睡眠限制发挥巨大作用之处：加速恒定睡眠驱力，直到它击败阻碍你入睡的焦虑情绪。我们可以提升天然的睡眠压力，借此来克服关于睡眠的最具挑战性的焦虑和认知。在迈拉的案例中，我们遇到了一些重大挑战——她形成了一整套关于上床睡觉的习惯，并对其产生了依赖，但这些习惯非常具体，令她更难入睡，不仅如此，她的生活也越来越受影响。

迈拉相信，一旦她在就寝时间感到困了，却又被什么事扰乱了睡意，她就再也睡不着了。她建立的许多习惯都与此有关。她几乎每天晚上都是在沙发上睡着的，然后由丈夫抱她上床，她坚信如果她自己走过去，就会清醒过来。灯光也是一样的。当他们进卧室时，屋里所有的灯都必须是关着的，否则她就会睡不着。即使在去卧室的路上有亮着的灯，也会令她睡不着。她家走廊里装着一部谷歌智能显示器，它发出的光很柔和，即使这样也足以让她清醒过来，无法继续入睡。她习惯在经过时用手遮住它。但这些条件太精确了，无法完全满足。只要有任何一件小事出了差错，她就会入睡失败。

我当然明白这些需求为什么出现：她太想改善睡眠，因而承受了巨大的压力，于是这些需求成了一种应对机制，她试图控制各种条件，使其"完全"适合睡眠。她失去的是对自己的身体和睡眠的信心。对她来说，睡眠是如此脆弱，任何事都可能彻底破坏它。更糟糕的是，她因此错过了很多东西。当她离开家，去到一个全新或不熟悉的地方，就会失眠，任何办法都无济于事。有一个周末，她和一群好朋友去棕榈泉参加单身女郎派对，这个派对她期待了很久，距离她在洛杉矶的家只有几个小时的路程。这本该是一个愉快的周末，大家在一起亲亲热热，欢乐庆祝。但在那里的第一个夜晚，她根本睡不着，睁着眼睛直到天亮。第二天，她只好打电话叫丈夫开车来把她接走。由于失眠，她最终错过了这次对她来说非常重要的经历。

这种情况在患有失眠症的人身上很常见。他们的自我保护行为实际上加剧了失眠。这些行为将只能在特定地方、特定条件下睡觉的想法具体化了。然后，这就成了事实。

迈拉非常想改善自己的睡眠。首先是因为她患有癫痫，她非常积极地通过改善睡眠来减轻病情，从而避免进行重大的脑部手术；第二个原因是，她想要找回自己的生活。于是，我们花了几个月来提高她的睡眠质量。她是我在实验室里见过的最投入、最认真的失眠病人之一。她全心全意地投入我们介绍的每一项干预措施中，而我们把所有能用的办法都用上了：在同一时间醒来；早上多晒太阳；在预定的时间内去想会引起焦虑的问题；用"猜火车"的办法处理认知方面的问题；以及最更重要的方法——睡眠限制。我们确实缩减了她在床上的时间，以达到良好的睡眠效率。这对她克服为应对睡眠焦虑而养成的习惯很有帮助。在睡眠压力比较大的时候，病人很容易就能摒弃这些习惯，也能明白不照着习惯做同样可以睡着。

我们治疗睡眠焦虑的方法之一是建立"焦虑层序"。让病人先列出所有关于睡眠和就寝时间的担忧和习惯，并根据严重程度给它们进行排序。然后着手解决，从最简单的开始，逐步解决。睡眠限制练习开始的几天后，我建议迈拉在回卧室的路上不要用手遮住智能显示器发光的屏幕。

"试一试吧。"我说，"只是尝试一下而已。"

这个办法奏效了。我们继续改变下一个睡眠习惯，接着是再下一个。当然，由于睡眠压力的增加，她能比较容易地入睡，与此同时，她也在培养睡眠技巧和掌控感。她意识到自己并不需要这些严格的条件才能入睡，她完全可以凭自己制造睡眠。于是她能够放松下来，放下很多睡前焦虑。到最后，她上床睡觉时不会再担心灯光或其他环境问题，并且能够很快入睡。她的睡眠得到了很好的巩固，睡眠效率超过了80%。她的癫痫发作次数大大减少，病情得到了很好的控制，不必再进行脑部手术了。我很有信心下次她和朋友一起周末旅行会玩得很开心。

压根儿不存在所谓的完美睡眠

迈拉的睡眠问题可能会一直存在。关于失眠，我们有一点要注意：曾经患过失眠，是预测未来是否会失眠的最佳指标。这就好像失眠一直躲在隐秘处，可能会突然爆发，尤其是当我们面临高压或发生重大变化的时候。这是可以预料的，并非失败的迹象，也无需恐慌。我们本周一直在研究的干预措施，包括睡眠限制，都是我们在出于某种原因再次失眠时可以反复采取的策略。它们并不能一次性解决所有问题。我们一直在谈论的这些睡眠杠杆也需要调整。随着年龄的增长，睡眠也在改变，它会随着疾病、为人父母、换新工作和搬到新地方而改变，因此我们要保持灵活，时刻留意自己和身体的需求，这也是睡眠干预的一部分。

睡眠变好后，迈拉遇到了另一个问题：她很难适应新的睡眠需求。在进行睡眠限制治疗时，她发现自己真的太累了，白天坚持不住，必须小睡片刻。这是我从一开始就担心的问题：这样做确实会削弱一定的恒定睡眠驱力，而我们恰恰试图利用这种方式来让她实现轻松入睡。但现实是，她仍在康复中。她患有严重的癫痫，还做过一次大型脑部手术，像她这样的情况，要想恢复健康，可谓长路漫漫，是一个比她想象的更艰难的过程。于是，我们给她安排了午睡时间：每天午睡一个小时。这比对大多数人有益的午睡时间要长，但对她来说效果显著。她的睡眠仍然可以得到很好的巩固，睡眠效率很高，晚上可以轻松入睡。从睡眠健康的角度来看，午睡的效果很棒。可她并不愿意午睡——午睡的做法，与她对健康和高效的看法背道而驰。因此，问题就变得棘手了。在病情恶化前，她是一名教师，她热爱自己的工作，与学生互动是她能量和成就感的巨大来源。但教学也是一份要求很高的工作。她重返了教育系统，成了一名助教，这很好，但她渴望做回过去的自己。因此，对她来说，拥有健康的恢复性睡眠，部分原因在于好的睡眠可以满足她目前的需求，此外，她觉得自己的形象应该是积极、忙碌、有抱负的，可这与她的身体需求并不完全匹配，而她必须做出调整。

尽管如此，她还是取得了不可思议的进步，我为她感到骄傲。她甚至能够放弃之前一直在服用的各种安眠药，而到了我们的干预治疗结束之际，她则在准备去学校做一份新的全职工作。

睡眠限制是一个行之有效的方法，它使人们能更容易地戒掉安眠药，因为它用真正的睡意代替了药物。在很多情况下，安眠药效果很好，也是可取的选择，但我接待过很多依赖药物的病人，他们把服药作为入睡的唯一途径，而他们来睡眠诊所的目标则是不再依靠药物的帮助，实现自主入睡。有很多人都做到了——并没有医学研究证明这是不能实现的。我们安排他们系统地减少睡眠机会，他们能够照此去做，并获得掌控感。然后，他们就能看到睡眠压力在起作用。只要能让事情按照原有的方式展开，他们就能入睡。他们不再深陷强烈的焦虑不能自拔，不再有个声音反复问他们："我今晚能睡着吗？"重要的是，即使没睡好，他们也能保持自信：哪怕晚上没睡好，第二天也会有很好的状态。因为他们知道，睡眠压力在增加，会帮助他们恢复，弥补他们的损失。他们现在知道，那只是一个失眠的夜晚，并没有那么重要。

我的大儿子 10 岁，小儿子 5 岁。对我来说，这意味着 10 年来我基本没睡过好觉。我经常在半夜被吵醒，虽然有时我能马上再次入睡，但有时我只能起床，因为忧虑或压力会像玩偶盒里的玩偶一样在凌晨突然出现，让我无法成眠。我每天都在研究睡眠对免疫系统、认知和压力的影响，我很清楚睡眠有多重要。我也知道自己的睡眠并不完美，存在着波动。有时工作来了，我只能违背自己的认知。还有时，构成阻碍的是生活。有各种各样超出我们控制的事在干扰或降低我们的睡眠质量。我们永远无法确定今晚能否睡个好觉。但如果你给自己施加了压力，你就已经输掉了这场战斗。睡眠是多变的，这没关系！一个晚上没睡好，后面自然能得到弥补：第二天晚上你会更容易入睡，也更能恢复精力。

在人的一生中，睡眠模式会不断变化。青少年需要的睡眠较多，老年人则较少，而且，由于过去习惯的睡眠时间现在有所缩短，老年人经常需要调整生活方式应对。此外，女性更年期的激素变化，会导致她们出现睡眠障碍，半夜醒来的次数也会增多，她们不知道自己该怎么做才能摆脱这种情况。但通常情况下，对于我在诊所接待的病人来说，在一定程度上接受自己所处的睡眠阶段，比做任何事都更有帮助。格拉迪斯·迈高瑞博士被称为"整合医学之母"，自20世纪40年代以来，她一直是一名执业医学博士，2020年，她迎来了100岁寿辰。她健康和幸福的秘诀是什么？半夜醒来（对她来说，这在她生命的许多阶段都是常有的事），她却一点也不担心。她会利用这段时间去做她的研究项目，或者练习赞美诗。

此外，从历史上看，一觉睡到大天亮也许并不是人类的生活常态。睡眠研究人员找到证据表明，在19世纪之前，"两时段睡眠"更常见，即睡眠分为两个不同的阶段。那个时代的文献提到了"第一段睡眠"和"第二段睡眠"。人们在半夜醒来一两个小时似乎很普通。在这段时间里，人们会写信、读书、做爱，甚至起床做一些家务，比如缝纫或砍柴。还有一些研究结果显示，那时的人会利用这段时间做白日梦，或者安静地沉思、冥想，甚至重温梦境。有些人相当活跃，还会去拜访朋友。历史学家罗杰·埃克里奇对各个时代的睡眠进行了广泛的研究，他指出，此类描述中有一点值得注意：这些情况极为平常，半夜的活动在被提及时十分随意，总体上感觉很常见，甚至很普通 [1]。

20 世纪 90 年代初，睡眠研究人员托马斯·韦尔进行了一项实验，让参与者在"短光照"环境中生活一个月 [2]：每天总共只有 10 小时的光照。工业化前，世界上许多地方的人都是这样生活的。他发现，短短几周内，人们的睡眠时间就延长了，然后分成两个对称的部分，中间有 1～3 个小时的清醒时段。该研究结果与 17、18 世纪常见的"两时段睡眠"极为相近。显然，我们的世界与之前完全不同，电器和数字化将白昼延长，我们在技术方面不断进步。也就是说，值得注意的是，每晚睡足 8 小时并不是自然或生理预设的。事实上，对于人类来说，这可能是最近才出现的现象。我们也认为，以前人类的睡眠往往都很短，也常常被打断。

每隔几年，"两时段睡眠"的概念就会重回媒体关于睡眠和睡眠科学的讨论中。与这个概念有关的文章在社交媒体上被广泛地传播。在我看来，人们之所以觉得这个概念很有吸引力，是因为它指出，我们不该把半夜醒来视为需要解决的问题，反而应当将其看作可以接受甚至能利用的现实。这并不是说，就算晚上失眠的时间很长，白天感到疲惫，你也应该忍受——不是这样。但要知道：半夜醒来本身并不是坏事，也没什么不寻常之处，更不是表示"身体出问题"的临床迹象，而了解这一点，可能会对你有所帮助。当你走进睡眠诊所告诉我你半夜会醒，我只会问你一个问题："你感觉怎么样？"这是一切的意义所在。我们并非要求你的睡眠符合"理想模式"，况且根本就没有这种模式。我们只是尝试让你得到大脑和身体所需的恢复性休息，让你觉得自己有足够的能量来迎接新一天的挑战。所以，如果你在这方面需要帮助，让我们试试本周最后一个也是最有力的干预措施，而且这主要基于你自己的睡眠数据。

熬夜！

有朋友向你抱怨自己很累，你可能会建议他们早点上床睡觉。今天，为了改善你的睡眠，我们要做的事恰恰相反。我们要真正地激发你的恒定睡眠驱力，使你更容易入睡，并建立与睡眠有关的技能和信心。

你对自己的睡眠效率已经有所了解，如果你的睡眠效率低于 85%，熬夜真的会对你有帮助，我强烈建议你试一试。不仅今晚要这么做，而且要坚持一周。只要坚持下去，就可以在短短一周内看到效果。

如果你的睡眠效率很好，却仍然觉得难以入睡或难以保持睡眠状态，那么你也许可以尝试一下熬夜！对所有临床失眠患者，我们基本上都会要求他们使用这种方法。但即使对那些没有临床诊断的失眠者来说，压缩睡眠机会时间也切实有效。

在这个练习中，你需要先填写一些关键信息：

平均睡眠机会： _____

平均睡眠时间： _____

现在你的目标是缩小二者之间的差距。我们将通过大幅减少你的睡眠机会时间来实现这一目标，以更接近你的实际睡眠时间，即使这段时间实际上并不够。我们稍后会对此进行调整。

今晚，计算你的平均睡眠时间（要是你的睡眠断断续续，那就把所有的片段都加起来），在此基础上再加半个小时。这就是你今晚的睡眠机会。据此，从你这周一直坚持的起床时间开始倒推，就能得出就寝时间。注意，不可在这个时间前上床。

我今晚的睡眠机会是： _____ **个小时**

我今晚的就寝时间是： _____

记住：睡眠机会不能少于 5 个小时。还要注意一点，一旦把睡眠机会时间压缩了太多，那你最好不要开车，也不要从事任何在太困时做会有危险的事。此外，如果你患有癫痫或双相情感障碍，切忌在没有临床医生监督的情况下尝试熬夜，因为睡眠不足会加重病情。

可以的话，坚持这一就寝时间并压缩睡眠机会时间，坚持一周。使用睡眠日记来记录你什么时候上床，什么时候入睡，什么时候醒来。经过整整一周的尝试后，如果你的数据看起来不错，尤其是你感到了变化（能在上床后快速入睡，并且在大多数情况下保持睡眠状态），那么我建议你开始每隔两个晚上，把就寝时间稍稍提前 15 分钟。一点一点地让就寝时间提前，同时用睡眠日记来记录。对一些人来说，每隔两个晚上扩大一次睡眠机会时间是可行的，但对另一些人来说，则应该慢慢来，比如每周提前 15 分钟。

但是，今晚和接下来的 6 个晚上，请不要延长睡眠机会时间。你会开始感到疲累。你会在晚上盯着时钟看，希望快点到就寝时间。这很好。这意味着它起作用了！

温和的选择：睡眠压缩

在一些人看来，完全限制睡眠太极端，尤其是在临床环境之外，而在临床环境里，我可以帮助你设定限制并帮你坚持下去。这不要紧。不管出于什么原因，若睡眠限制对你来说不可行，可以试试这个相反的方法：推迟你的就寝时间，逐渐缩小睡眠机会和实际睡眠时间之间的差距。对于选择这种方法的人，我建议从推迟半个小时开始。如果你通常在晚

上 10 点上床，那么今晚就 10 点半上床，明天晚上则是 11
点，以此类推。当入睡开始变得容易了一些，便可不再推
迟，将就寝时间固定下来。

睡眠压缩是一个缓慢的过程，因为你并非是从第一个晚
上开始积累睡眠压力。你不会立即建立恒定睡眠驱力。它需
要比较长的时间，而在诊所里，我们观察到的是：在这种方
法起作用之前，人们很可能就已经放弃了。他们开始尝试，
过了一两个晚上，他们说："这不起作用，我累了，还是按
照平常的时间上床吧。"尝试这种方法，就要按部就班地做
下去，至少坚持一周。

睡眠限制要快得多：它就像对你身体系统的一次冲击，
好似按下了重置按钮。在限制期内，你在白天感到疲劳的困
扰会大大增加，但也会更快见效。如果你选择睡眠压缩，则
要明白，这将是一个更长、更慢，却也更温和的过程。

⬤ 【疑难解答】 ────────────────────

● **不要睡懒觉！**

睡眠限制取决于你能否将第一天的练习坚持到底：选择
一个起床时间并始终贯彻。随着时间的推移，这对人们来说

会变得越发困难，他们会开始真正感受到睡眠压力的影响。周末是最容易失败的时候。作息时间不同的夫妻也会面临更多的麻烦。一定要想尽办法把在固定的时间起床这一习惯坚持下去：设置多个闹钟，用一首刺耳的歌作为闹钟铃声，让伴侣把你从床上拖起来，必要时可以又踢又叫。总之就是不惜一切代价。

● 跟踪数据！

坚持记录睡眠日记。无论做任何尝试，都需要将日记里的数据进行对比。睡眠限制可以很有挑战性！将你上周与本周的数据进行比较是很有必要的，可以观察到大幅减少睡眠机会时间的尝试对你的睡眠产生了怎样的影响。

● 如果这对你就是不起作用……

那也没关系。我希望你能试一试，因为我们在诊所得到的结果是它对大多数人都有效。失眠认知行为疗法对大多数到诊所就诊的人来说都是有效的，而睡眠限制是这种疗法起效的一个关键原因。但对于我们治疗过的一小部分人来说，这个方法也确实毫无效果。

在这种情况下，我们就得回到核心目标了。就像睡眠对健康、免疫系统、认知很重要一样，改善睡眠实际上是为了改善你在清醒时的身体功能。还有其他方法可以改善白天的情况，例如我们可以在白天小睡。"两时段睡眠"的观念延续至今的一种表现是，在有午睡习惯的社会文化中，按照文化认可的方式在下午休息一段时间，虽然可能会减少晚上的总睡眠时间，但也有利于提高白天的认知能力和灵敏性，还能降低患心脏病的风险。在日本这样一个以紧张的工作文化而闻名的国家，有一种叫"睡在当下"的方法，这听来像是在办公桌前或地铁上打盹儿，但它大致可以翻译为"在人前睡觉"。在日本，当众小睡一会儿不会被视为懒惰，而是一种敬业和努力工作的表现[3]。

中午小睡的做法本身并没有什么错，如果你确实很难坚持到晚上，那完全可以给自己安排一段小睡时间。但在这种情况下，有时候特别适合使用药物，而且效果显著。有一类新药对我们所说的"睡眠维持"（即入睡并保持睡眠状态）特别有效。毕竟人们在半夜或凌晨醒来后，要想继续睡觉真的很难，甚至根本不可能，因为睡眠压力消耗了太多，即使你仍然感到疲倦，恒定睡眠驱力也没有足够的能量让你再睡下去了。

最后，你完全有可能搞错了自己到底需要多少睡眠。上网查一下，你会发现也许有 10 亿篇文章建议你至少睡 7 个小时。是的，对大多数人来说确实如此。我们大多数人确实需要这么多睡眠，来驱动大脑冲洗掉所有的代谢垃圾，让我们恢复精神，保持良好的状态。但也有人天生就是"短睡眠者"[4]。他们就是能够在比较短的时间内实现更高的效率。睡眠诊所就来过一位这样的人。他早上醒得很早，因为他的身体根本无法制造太多睡眠。而且，他也不需要睡太久。他感觉很好，身体也很健康。最后，事实证明，我们只需要让他接受自己就是睡得少这件事，就算完成了任务。

重要警告：不要以此作为借口压缩睡眠时间！从统计学上讲，你可能并不是天生的短睡眠者。这一切都取决于你的真实感受。

● 接受不完美的睡眠

你什么办法都试过了，还是睡不着，那就试着接受吧。相信你的身体：明天你会得到补偿。记住，你欠下的任何睡眠债，都可以用来帮助自己在第二天晚上更轻松地入睡。你现在有清醒的时间，这段时间在半夜，它虽然不是你的选择，但你可以好好利用它。可以做一些让你快乐的事，以及在忙碌的白天没时间做的事。这是"奖励时间"。读一本书，看《老友记》或《比弗利娇妻》的重播，没有人会评判你做的是对是错。记住，即使是睡眠"最好"的人，也会有睡不着的糟糕夜晚。完美睡眠不是目标，也不可能存在。你的夜晚，就像你的白天，在一定程度上总是不可预测的。改善睡眠的关键就是接受这一点，你要知道，我们的身体是有弹性的，会自行恢复——只要我们继续把睡眠放在首位，对它的价值了然于胸，并根据这些知识来生活。

更新你的睡眠处方

这是开始，不是结束

琼 70 多岁了。她一个人住在位于奥克兰的一套复式房屋里，那里阳光明媚，栽种着很多花花草草，而她要乘坐公共汽车来旧金山，到我们的睡眠诊所接受治疗。她在当地一家非营利组织工作，经常参与志愿活动，她在社区里很忙、很活跃，近期没有退休的计划。在疫情防控期间，她终于能放任自己的头发变得花白——她本来染了一头古铜色的头发，后来颜色渐渐褪去，恢复成了一头闪亮的银丝。她喜欢自己的银发，并很高兴终于有借口不用再一盒盒地买染发剂了。她并不介意变老。她常说："这总比另一种选择好！"

她所介意的是失眠。她大半辈子都是在失眠中度过的。她从青少年时期就开始失眠了，入睡变得越来越困难。她也会在半夜莫名其妙地醒来，然后只能躺在黑暗中，无法继续入睡。这种情况持续了几十年。有时会好一点，有时会差一点，但似乎没有真正的规律或原因。她注意到一件事：一夜又一夜连着睡不好时，她会越来越疲惫，直到崩溃，出现睡眠压力反弹，然后她就可以正常睡一两个晚上。她感觉这种时候棒极了！但后来睡眠压力消失，慢性失眠症又卷土重来了。

她说，这一切最糟糕之处在于根本无法预测。她永远不知道当晚能不能睡着，这种不可预测性让她每天都对夜晚充满了焦虑。

她常常睡不好，于是在白天也感觉很糟糕。她整个人会变得缓慢迟钝、脾气暴躁、认知模糊。她担心睡眠不足会导致记忆问题，从而加剧衰老带来的各种普遍性疾病。当她在私人医生的推荐下来到睡眠诊所时，她基本上已经接受了自己会永远失眠的现实。坦白说，我不怪她！我询问了她的睡眠习惯和日常生活模式，她做的很多事都很正确。她滴酒不沾，戒酒也很成功，已经有几十年没喝醉过了。她不喝咖啡或苏打水，不会摄入咖啡因。她还经常健身。她认为自己的睡眠状况根本无可改变。她忧心忡忡，甚至不愿意尝试改变。她的问题是："难道我注定要追求遥不可及的东西吗？"

重要的是接受不完美睡眠。这是消除睡眠焦虑的一个重要部分，这样出现意外时，你才能欣然接受，并保持自信、乐观，正常工作。让我们面对现实吧，生活大多数时候都不在计划中！但是，读完这本书后，我希望你不要认为自己只能接受糟糕的睡眠，一忍再忍。假如你睡不好觉，感觉很糟糕，那么让我们采取行动来解决这个问题。对每一个来睡眠诊所的人，我基本上都会对他们说："我可以让你睡得更好。"我们确实做到了。

对于琼，我们想尽了各种办法：包括你在这周尝试的所有实践，但她实践的时间更长。要在几个月的时间里养成这些新习惯，她很愿意执行，只是对效果持怀疑态度。她毫不费力就调整好了固定的起床时间，也推迟了就寝时间来提高睡眠效率——有意让睡眠压力气球充满气的概念，她深表赞同。不过，我们在刺激控制方面出现了一些分歧。她真的很喜欢自己的睡前习惯，包括在床上用 iPad 玩数独和听播客。我没费多大力气就说服她放弃了"广播实验室"之类的播客节目。她很喜欢那些故事（"啊，是的，我一直想了解波兰的独立日！"），总想听到结尾，这下就更睡不着了。解谜的习惯则比较难打破。她坚信自己必须在床上玩数独游戏，她会一直玩到睡意来袭，然后把 iPad 扔到一边，闭上眼睛。她把这当成助眠的手段。

我劝她不要在床上玩数独，希望她体验一下入睡的过渡阶段。最后，我们采取了折中方式：她患有很严重的关节痛，不适合在晚上走动，所以我说："那好吧，就在床上玩数独吧。但要坐着，而且不要在你睡觉的那一边，要在床尾那一边；然后播放海浪声或音乐，不要听播客。"

她勉强同意了。

上次见面时，她对自己在睡眠方面发生的变化表示非常震惊。"我就这样过了 50 年，现在无意中了解到这些简单的改变……它们居然这么管用！"她说，"我真是做梦也想不到。"

她现在的睡眠并不完美，但有了很大的改善。最重要的是，她可以预测自己的睡眠。她明白坚持的重要性，并取得了进步。有些晚上确实能比之前睡得好，但现在她有生以来第一次对睡眠有了信心。她相信自己可以拥有足够的规律睡眠，这样她就可以在生活中做自己真正想做的事，而且感觉很好。半夜醒来，她也不会那么悲观。她现在积极主动，不再感觉自己只是被动接受。她很清楚自己的睡眠不可能十全十美。但现在，总的来说，她对睡眠已经有了更好的掌控，这让她得到了更好的休息和放松。

本书传达了两个主要信息。一是我们需要意识到睡眠对健康有多么重要。睡眠是一种神奇的天然药物，能激发我们的能力，让我们可以在工作、人际关系和任何地方做最好的自己；此外，我们要真正做到优先考虑睡眠，为放松、减压腾出空间，保护睡眠时间不受工作需求和 24 小时无休的数字世界的影响。第二点听起来与第一点有点矛盾：我们不需要给睡眠施加太大的压力。对睡眠及其作用，我们在诊所接待的很多病人的观点超出了正常的限度，甚至在他们的思维循环中，睡眠有了很多不切实际的好处。"只要睡眠改善了，一切都会好起来！我的工作，我的婚姻，我的生活，还有我的皮肤，都会变好！"而我们所看到的是，这种思维方式最终会使他们睡眠问题永远都得不到解决。

那真相是什么呢？以上两点都是事实，你需要在二者之间找到平衡。是的，你想从容应对生活、成为最好的自己，那就必须把睡眠放在首位。你需要保护它。给睡眠留出时间和空间，重新安排一天的日程，让一切成为现实。与此同时，你要知道，哪怕一两个夜晚没睡好也不要紧。只要坚持下去，你的身体会适应的。

我们都需要恢复性睡眠

琼是我的成功案例之一。每个来诊所的人最后都能说出她说的话，是我的目标。但有时，哪怕患者仍然焦虑或挣扎，我们也只能结束治疗。这通常是由他们完全无法控制的因素导致的。并不是每个案例都能成功，因此，我们才需要消除睡眠的系统性障碍。

我有位病人住在酒店里。如果居家环境不能令人感到安全，就会带来极端的压力。她住在旧金山的田德隆区，这是一个低收入社区，无家可归的人很多，犯罪率也很高。她要时刻保持警惕，因而很难入睡，她还总是被附近的噪声吵醒。我们和她一起制订了一些策略，我希望这些策略至少能有一点帮助。我还记得在她结束治疗的时候，我仍然希望能为她做更多的事。

诊所里还有很多病人因为工作压力而难以优先考虑睡眠。"我知道我需要腾出时间睡觉，而不是努力熬夜把工作完成，这样明天的状态才能更好。"这么说很容易，但真正做到就是另一回事了。在我们所处的文化中，长期以来都看重加班、少睡觉，疲劳被视为荣誉的象征，效率高于一切。要摆脱这种状态真的很难，尤其是当你的待办事项清单像胳膊一样长的时候。除此之外，还因为我们往往在很大程度上把身份和自我价值与职业联系在一起。当有一些重要的事情没有在白天完成时，很难每晚都坚持我们的计划——把工作放在一边，进入睡前放松状态，进而得到真正需要的休息。

当我最初向公众谈论睡眠和健康时，我的第一篇关于睡眠和疫苗功效研究的论文刚刚发表。它的结论是：睡眠对免疫功能的影响很大。睡眠充足的人接种疫苗后会有更好的免疫效果，会得到更多的保护。于是人们想知道：睡眠对人类健康到底意味着什么？关键是什么？我是这样告诉他们的：我希望我们的研究结果能提高人们对睡眠作为健康关键支柱的认识，睡眠与营养、健身同样重要，但在我们的社会中却经常被忽视。

那是 10 年前的事了。我的愿望成真了吗？我认为情况有所改善。人们越来越意识到睡眠对健康至关重要。在时代潮流中，睡眠的价值得到了更好的认同。但它还没有完全渗透到政策层面。我们告诉人们睡眠是健康的重要支柱，但我们不一定能给他们支持、空间和工具来获得睡眠。有些方面取得了成功，比如推迟上学时间的运动（以适应青少年真正的睡眠需求）。但在医疗保健领域，在西方的职场文化中，还是流行以效率为导向。这是一种时间使用模式：我们似乎想从员工身上挤出每一分钟，却没有意识到只有人们得到真正的休息，才能大大提升效率，也没有意识到保护人们的睡眠能节省多大的医疗成本。

现在，你改善自己的睡眠已有一周，那么我要问你的问题是：你有能力影响别人的睡眠吗？

我们并不能时时意识到自己可以带来改变，不能意识到我们在职场和文化中也有影响力。但我们可以帮助改变社会规范和期望。即使只能改变一小群人，哪怕一个人，也同样重要。你在自己的能力范围内能做什么？做一个睡眠倡导者！在家里、工作场所、学校或子女的学校，你都可以这么做。随着时间的推移，文化上的小转变也会产生广泛的影响，就像我们这一周在习惯和日常事务上的小转变一样。我们可以改变对话，改变核心价值观，改变生活的结构，改变别人对我们的期望。我们可以构建集体意志，一起走向变革。

这是开始，不是结束

我希望大家能一起努力，长期坚持改变社会文化对睡眠的认知，我们都将在其中发挥作用。明天就开始，怎么样？

我们刚刚完成了本周的睡眠改善计划，给你日常生活的某一方面带来了简单而有力的改变。我在书中列出的 7 个策略，是我所知道的最成功、最有效、最方便的方法，你不需要待在豪华的睡眠实验室，就能让这些方法发挥作用。

现在来想象一下：我正在加州大学洛杉矶分校的睡眠诊所送你离开。我宣布治疗结束，你可以带着新学到的睡眠技巧回归生活。这时，我想对你说下面这些话：

坚持下去！不要停止。让这些新习惯真正成为你的日常习惯。对大多数人来说，失眠并不是在一夜之间出现的，它是随着时间的推移发生的。由于各种各样的因素（工作、忧虑、健康问题、思维模式等），睡眠障碍逐渐形成。消除这些障碍也同样需要一个过程。你必须一块砖一块砖地拆除它们，这可能需要一点时间。但愿你这周感觉好多了，其中一些策略已经开始发挥魔力；但愿事情变得简单了一点，或者至少你感觉自己对睡眠的控制有所提升。但是，保持良好睡眠需要的时间不止一周。这只是开始，不是结束！现在你有了通过改善睡眠来提升生活质量的工具。我们从睡眠科学中了解到的一切都告诉我们，对于大多数人来说，只要能坚持不懈，保持耐心，这些策略就可以提高睡眠的质量和时长。

我要说的第二件事是：就算你遇到了大麻烦，也不要自责，把它交给时间吧。很多时候，人们仍对睡眠感到焦虑，我们不得不让他们离开诊所。假如你就是如此，我不希望你觉得自己不如别人，或者很失败。这是很正常的事。对有些人来说，与睡眠作斗争已经成为一种痛苦的煎熬。作为一个人，你不可能很快就甩掉失眠。但这并不表示你做不到！琼忍受了 50 年，睡眠才有了改善。无论你的起点是什么，无论你挣扎了多久，都有可能获得进步。

当人们告别诊所时，我告诉他们的最后一件事是：很可能会发生一些事，导致你的睡眠不像现在这样好。一些东西会让我们偏离改善睡眠的道路。工作或家庭危机，甚至只是日常的忙碌和生活压力的叠加，都会让你倒退。当感觉自己"前进一步，后退两步"时，很容易令人沮丧。但随着你的睡眠质量越来越好，你的承受能力就会增强，可以适应没睡好的夜晚。这一夜睡得不好，并不意味着第二天也会如此，很可能会更好！"即便不是，即便情况变得非常糟糕，"我告诉我的病人，"还有我在这里。"

结束治疗的一年后，大约有 10% 的病人会给我发电子邮件，告诉我出现了突发事件："出了 ××× 事，我又睡不着了！我该怎么办？"

这是生活中很常见的问题：压力管理、责任堆积，其他事情渐渐开始占据优先位置。我会这样说：重来一遍。继续使用那些你知道有效的做法。生活一直在继续，这是我们无法控制的，但你现在有了一套策略，可以立即执行去保护睡眠，让它回到正轨。

所以，如果你又遇到了困难，那就再拿起这本书吧，从"第 1 天"开始。用这些策略让你的大脑、身体和睡眠系统焕然一新。记住，这些工具的目的是让你跳出自我预设。你的睡眠一直在你体内，它是你的一部分。现在你有了好用的工具，可以解锁睡眠，让它为你所用。

致谢

很荣幸能通过本书分享我对睡眠研究的热情。但如果没有一支出色的专业团队，这一切都不可能实现。首先，我想对出版社的整个团队，尤其是蕾切尔·诺依曼，表示最诚挚的感谢。蕾切尔，感谢你分享了对这本书和整个"7日生活处方"书籍的看法。你说这些书会让世界变得更美好，这对我而言是一种激励，我永远感激你给了我一个当作家的机会。期待我们可以在未来的岁月里一起创作出更多优秀的作品。我还要感谢其他才华卓著的工作人员，包括艾米·孙在整个过程中对我的指导。是你们让我变得更好。

这本书之所以能够出版，完全是因为艾丽莎·尼克博克无与伦比的才华。你是一位了不起的语言大师和编辑，你的写作能力与你的智慧和幽默配合得天衣无缝。我还要感谢我在加州大学旧金山分校最亲密的同事艾丽莎·伊帕尔博士的热情支持。你的创造力、对科学研究的投入，以及对改变现实世界的热情，不断激励着我。

这本书中的故事虽是虚构的，却基于我与部分病人的真实对话。他们的难题反映了许多人的煎熬处境，我很感激他们对我的信任。我也要感谢我在加州大学旧金山分校研究睡眠的同事，特别是那些在睡眠诊所工作的人，包括詹妮弗·菲尔德博士、卡特琳娜·莫斯蒂博士、劳伦·阿萨诺博士、丽莎·阿什布鲁克博士和安德鲁·克里斯托博士。感谢你们的友谊与合作，帮助我们的病人获得他们迫切需要的睡眠。

在我作为一名研究者、临床医生的成长过程中，有很多人发挥了重要的作用，我想对我的导师和同事们表示感谢，尤其是匹兹堡大学的安娜·马斯兰博士、史蒂夫·蒙克博士、彼得·吉安娜罗丝博士，还有卡内基梅隆大学的谢尔登·科恩和加州大学旧金山分校的南希·阿德勒。我还要感谢匹兹堡大学的玛蒂卡·霍尔博士，是你最先激励我从事睡眠研究。玛蒂卡，谢谢你和我分享你对睡眠研究的热情，这让一切都不一样了。我还要感谢杰克·艾丁格博士和梅格·丹福斯博士，当我在杜克大学医学中心做实习医生时，你们慷慨地教导我学习失眠认知行为疗法。我也要感谢我的同事们，你们发挥了重要的作用，有了你们，我的工作（以及写这本书）才变得如此有趣，包括温迪·贝瑞·门德斯博士，以及每周写作小组的组员，她们是莎拉·普雷斯曼博士，珍妮特·富山博士和卡丽莎·洛博士。

最后，我要感谢我的家人，无论远近，你们都给了我坚定的支持。我深深地爱着你们每个人。我要感谢我的妻子和儿子们，感谢你们这么多年来一直容忍我对睡眠的痴迷。不幸的是，这种情况将继续下去。

更多资源

　　有很多不同的睡眠问题会导致你在白天感到疲惫，无法达到最佳状态。写这本书就是为了帮助那些难以入睡和睡不安稳的人。也就是说，如果你的睡眠问题与此不同，那么这本书可能并不适合你，至少无法直接解决你的睡眠问题。

　　以下是一些需要注意的迹象，可能表明你存在潜在的问题，是本书无法解决的：

　　　　·你经常睡 7 个小时或更长时间，但大多数时候仍然感到疲倦；

　　　　·开车或做其他需要坐着的事情时，你很难保持清醒；

· 你打鼾的声音很大，在另一个房间都能听到；

· 你半夜醒来，感觉喘不过气；

· 半夜，你常常有一种无法抗拒的强烈冲动，想要活动双腿；

· 白天你会无法控制地打瞌睡，通常伴有肌肉无力。

如果你有上述症状，请找医生咨询一下，他可能会推荐你去看睡眠专家。

最后，如果你患有失眠症，想要接受更个性化的治疗，比如面对面（或是远程医疗）的失眠认知行为治疗，那你可以考虑和医生谈一谈，寻找合适的睡眠专家。

你的睡眠日记

　　大家好，欢迎来记录你的睡眠日记！与"情人日记"完全不同，你也无须进行深刻的思考，只要把估算的实际数字填进表格即可。

　　在这一周，每天早上一醒来就先把表填好。最好的办法是把本书放在床边，并把这一页用书签标记出来，一醒来就可以翻到它。试着尽可能准确地估计数字。正如我在前文中提到的，我不建议使用可穿戴设备，它们可能并不准确，会高估或低估睡眠数据，甚至过于具体（我们其实并不需要知道你在 6 分 15 秒内醒了 5 次……也许这是事实，但如果你并不记得，我也不希望它出现在你的睡眠日记里）。

　　我也不希望你在入睡前填写这张表。你肯定不想在追踪睡眠数据时变得过于警惕，也不想因为仔细检查数据而破坏入睡过程。晚上，遵循本书中的说明去做，不要担心数据是否精确。就我们的目的而言，你早上的记录就足够了。在睡眠方面，我们从不希望"完美"成为"足够好"的敌人。

注意：先不要急着填写最后3行（睡眠机会、睡眠时间和睡眠效率），待你读完"第7天"这一章再说。在"第7天"中，我解释了如何计算这些数值。在那之前，可以先跳过这些方框。

日期：							
你在几点上床准备入睡？							
你花了多长时间睡着（以分钟为单位）？							
有多少次你中途醒来并尝试继续入睡？							
在以上报告的醒来时间里，你清醒的时间是多久？（总分钟数）							
今天早上是什么时间起床的？							
给睡眠质量打分（从0到100评分）							
睡眠机会（以分钟为单位）							
睡眠时间（以分钟为单位）							
睡眠效率							

睡眠质量评定等级：
0 = 睡眠最差，25 = 睡眠较差，50 = 睡眠中等，75 = 睡眠良好，100 = 睡眠最佳

注释

引言：人生来就要睡觉

1. Aric A. Prather et al,"Sleep and Antibody Response to Hepatitis B Vaccination, *Sleep* 35,no. 8(August1, 2012):1063-69,doi.org/10.5665/sleep.1990.

2. Aric A. Prather et al, "Temporal Links Between Self-Reported Sleep and Antibody Responses to the Influenza Vaccine, *International Journal of Behavioral Medicine*, March 31, 2020, doi.org/10.1007/s12529-020-09879-4; Karine Spiegel, John F. Sheridan, and Eve Van Cauter, "Effect of Sleep Deprivation on Response to Immunization," *JAMA* 288, no. 12 (September 25,2002): 1471-72, doi.org/10.1001/jama.288.12.1471-a.

3. Aric A.Prather et al,"Behaviorally Assessed Sleep and Susceptibility to the Common Cold," *Sleep* 38, no. 9 (September 1,2015):1353-59, doi.org/10.5665/sleep.4968.

4. Adam J. Krause et al, "The Pain of Sleep Loss: A Brain Characteriza-

tionin Humans," *Journal of Neuroscience: The Ofcial Journal of the Society for Neuroscience* 39, no. 12 (March 20, 2019): 2291-2300, doi.org/10.1523 JNEUROSCI.2408-18.2018.

5. Chandra L. Jackson, Susan Redline, and Karen M.Emmons,"Sleep as a Potential Fundamental Contributor to Disparities in Cardiovascular Health," *Annual Review of Public Health* 36 (March 18, 2015): 417-40, doi.org/10.1146annurev-publhealth-031914-122838.

6. Luciana Besedovsky, Tanja Lange, and Monika Haack, "The Sleep-Immune Crosstalk in Health and Disease," *Physiological Reviews* 99, no.3 (March 282019): 1325-80,doi.org/10.1152/physrev00010.2018.

7. Sirimon Reutrakul, Naresh M.Punjabi, and Eve Van Cauter,"Impact of Sleepand Circadian Disturbances on Glucose Metabolism and Type 2 Diabetes," in *Diabetes in America*, ed. Catherine C. Cowie et al., 3rd ed. (Bethesda, MD: National Institute of Diabetes and Digestive and KidneyDiseases [US], 2018), ncbi.nlm.nih.gov/books/NBK568006/.

8. Veronica Guadagni et al, "The Effects of Sleep Deprivation on Emotional Empathy," *Journal of Sleep Research* 23, no. 6 (December 2014): 657-63, doi.org/10.1111/jsr.12192; Amie M. Gordon and Serena Chen,"The Role of Sleepin Interpersonal Conflict: Do Sleepless Nights Mean Worse Fights?" *Social Psychological and Personality Science 5*, no. 2 (March 1, 2014): 168-75, doi.org/10.1177/1948550613488952.

9. Mark R. Rosekind et al, "The Cost of Poor Sleep: Workplace Productivity Loss and Associated Costs," *Journal of Occupational and Environmental Medicine* 52,no.1(2010): 91-98; Robert Stickgold and Matthew Walker, "To Sleep, Perchance to Gain Creative Insight?" *Trends in Cognitive Sciences* 8.no. 5 (May 2004): 191-92,doi.org/10.1016/

j.tics.2004.03.003.

10. Lulu Xie et al, "Sleep Drives Metabolite Clearance from the Adult Brain," *Science* 342, no. 6156 (October 18, 2013): 373-77, doi. org/10.1126/science.1241224.

写在开始之前

1. Kelly Glazer Baron et al., "Orthosomnia: Are Some Patients Taking the Quantified Self Too Far?" *Journal of Clinical Sleep Medicine: Official Publication of the American Academy of Sleep Medicine* 13, no. 2 (February 15, 2017): 351-54, doi.org/10.5664/icsm.6472.

第 1 天：让生物钟叫醒你

1. Nathaniel F. Watson et al, "Recommended Amount of Sleep for a Healthy Adult: A Joint Consensus Statement of the American Academy of Sleep Medicineand Sleep Research Society," *Sleep* 38, no. 6 (June 1, 2015): 843-44, doi.org/10.5665/sleep.4716.

2. Ellen R. Stothard et al.,"Circadian Entrainment to the Natural-Light-Dark Cycle Across Seasons and the Weekend" *Current Biology* 27, no. 4 (February 20, 2017): 508-13, doi.org/10.1016/j.cub.2016.12.041.

3. Till Roenneberg and Martha Merrow, "The Circadian Clock and Human Health," *Current Biology* 26, no. 10 (May 23, 2016): R432-43, doi.org/10.1016j.cub.2016.04.011.

4. Jiu-Chiuan Chen etal.,"Sleep Duration, Cognitive Decline, and Dementia Risk in Older Women," *Alzheimer's & Dementia* 12, no. 1 (January 1, 2016): 21-33, doi.org/10.1016/j.jalz.2015.03.004; Frances-

co P. Cappuccio et al., "Sleep Duration Predicts Cardiovascular Outcomes: A Systematic Reviewand Meta-Analysis of Prospective Studies," *European Heart Journal* 32, no.12 (June1, 2011):1484-92, doi. org/10.1093/eurheartjehr007; Long Zhai, Hua Zhang, and Dongfeng Zhang, "Sleep Duration and Depression Among Adults: A Meta-Analysis of Prospective Studies," *Depression and Anxiety* 32, no.9 (2015): 664-70, doi.org/10.1002/da.22386; Yili Wu, Long Zhai, and Dongfeng Zhang, "Sleep Duration and Obesity Among Adults: A Meta-Analysis of Prospective Studies," *Sleep Medicine* 15, no. 12 (December 1, 2014): 1456-62,doi.org/10.1016 j.sleep.2014.07.018.

5. Harald Schrader, Gunnar Bovim, and Trond Sand, "The Prevalence of Delayed and Advanced Sleep Phase Syndromes," *Journal of Sleep Research* 2, no.1(1993): 51-55,doi.org/10.1111 j.1365-2869.1993. tb00061.x.

6. Michael Gradisar and Stephanie J. Crowley, "Delayed Sleep Phase Disorderin Youth," *Current Opinion in Psychiatry* 26, no. 6 (November 2013): 580-85, doi.org/10.1097/YCO.0b013e328365ald4.

第 2 天: 松一松油门

1. Soomi Lee et al., "Daily Antecedents and Consequences of Nightly Sleep," *Journal of Sleep Research* 26, no. 4 (August 2017): 498-509, doiorg/10.1111jsr.12488.

2. Yang Yap et al., "Bi-Directional Relations between Stress and Self-Reported and Actigraphy-Assessed Sleep: A Daily Intensive Longitudinal Study," *Sleep* 43, no.3 (March 12, 2020): zsz250,doi.org/10.1093/ sleep/zsz250.

3. Jared D. Minkel et al., "Sleep Deprivation and Stressors: Evidence for Elevated Negative Affect in Response to Mild Stressors When Sleep Deprived," *Emotion* 12, no.5 (October 2012): 1015-20, doi.org/10.1037/a0026871.

4. Amie M. Gordon and Serena Chen,"The Role of Sleep in Interpersonal Conflicts: Do Sleepless Nights Mean Worse Fights?" *Social Psychology and Personality Science* 5, no. 2 (March 1, 2014):168-75, doi.org/10.1177/1948550613488952.

5. Stephanie M. Greer, Andrea N. Goldstein, and Matthew P. Walker, "The Impact of Sleep Deprivation on Food Desire in the Human Brain," *Nature Communications* 4 (2013): 2259, doi.org/10.1038/ncomms3259.

6. Shantha M. W. Rajaratnam et al., "Sleep Disorders, Health, and Safety in Police Ofcers," *JAMA* 306, no. 23 (December 21, 2011): 2567-78, doi.org10.1001/iama.2011.1851.

7. Kyoungmin Cho, Christopher M.Barnes, and Cristiano L.Guanara, "Sleepy Punishers Are Harsh Punishers," *Psychological Science* 28, no. 2 (February 2017): 242-47, di.org/10.1177/0956797616678437.

8. Christopher M. Barnes et al., "You Wouldn't Like Me When I'm Sleepy': Leaders' Sleep, Daily Abusive Supervision, and Work Unit Engagement," *Academy of Management Journal* 58, no. 5 (October 1, 2015): 1419-37 doi.org/10.5465/amj.2013.1063.

9. Tanja C. Adam and Elissa S. Epel, "Stress, Eating and the Reward System, *Physiology & Behavior* 91, no. 4 (July 24, 2007): 449-58, doi.org/10.1016jphysbeh.2007.04.011.

10. Marie-Pierre St-Onge et al., "Fiber and Saturated Fat Are Associated

with Sleep Arousals and Slow Wave Sleep," *Journal of Clinical Sleep Medicine: Official Publication of the American Academy of Sleep Medicine* 12, no. 1 (2016): 19-24,doi.org/10.5664/jcsm.5384.

11. St-Onge et al., "Fiber and Saturated Fat Are Associated with Sleep Arousals and Slow Wave Sleep."

12. Elissa S. Epel and Aric A.Prather, "Stress, Telomeres, and Psychopathology: Toward a Deeper Understanding of a Triad of Early Aging," *Annual Review of Clinical Psychology* 14 (May 7, 2018): 371-97, doi.org/10.1146/annurev-clinpsy-032816-045054.

13. Marta Jackowska et al., "Short Sleep Duration Is Associated with Shorter Telomere Length in Healthy Men: Findings from the Whitehall II Cohort Study," *PloS One* 7, no.10 (2012): e47292, doi.org/10.1371/journal.pone.0047292.

14. Prashant Kaul et al., "Meditation Acutely Improves Psychomotor Vigilance, and May Decrease Sleep Need," *Behavioral and Brain Functions* 6 (July 29, 2010): 47,doi.org/10.1186/1744-9081-6-47.

第 3 天：犯困时要选对方法应对

1. Diane C. Mitchell et al., "Beverage Caffeine Intakes in the U.S," *Food and Chemical Toxicology: An International Journal Published for the British Industrial Biological Research Association* 63 (2014): 136-42. doi.org/10.1016/i.fct.2013.10.042.

2. 基于"一袋 60 千克的咖啡可泡出 8520 杯咖啡"这一假设。

3. Marjo H. Eskelinen and Miia Kivipelto, "Caffeine as a Protective Factor in Dementia and Alzheimer's Disease," *Journal of Alzheimer's Disease* 20, suppl.1(2010): S167-74, doi.org/10.3233/JAD-2010-

1404; Laura M.Stevenset al., "Association Between Coffee Intake and Incident Heart Failure Risk," *Circulation: Heart Failure* 14, no. 2 (February 1, 2021): e006799, doi.org10.1161/CIRCHEARTFAIL-URE.119.006799; Rob M. van Dam and Frank B. Hu,"Coffee Consumption and Risk of Type 2 Diabetes: A Systematic Review," *JAMA* 294, no.1 (July 6,2005): 97-104,di.org/10.1001/jama.294.1.97.

4. Garrett C. Hisler and Jean M.Twenge,"Sleep Characteristics of U.S.Adults Before and During the COVID-19 Pandemic," *Social Science & Medicine* 276(May1, 2021) :113849,doi.org/10.1016/j.socscimed.2021.113849; Charles M. Morin et al.,"Sleep and Circadian Rhythm in Response to the COVID-19 Pandemic," *Canadian Journal of Public Health* 111, no. 5 (October 1, 2020): 654-57, doi.org/10.17269/s41997-020-00382-7; Rebecca Robbins et al., "Estimated Sleep Duration Before and During the COVID-19 Pandemic in Major Metropolitan Areas on Different Continents: Observational Study of Smartphone App Data," *Journal of Medical Internet Research* 23, no. 2 (February 2, 2021):e20546, doi.org/10.2196/20546.

5. "Effects of Caffeine and Acute Aerobic Exercise on Working Memory and Caffeine Withdrawal Scientific Reports," accessed February3, 2022, www.nature.com/articles/s41598-019-56251-y.

6. Elissa S. Epel, "The Geroscience Agenda: Toxic Stress, Hormetic Stress, and the Rate of Aging," *Ageing Research Reviews* 63 (November 2020): 101167.doi.org/10.1016j.arr.2020.101167.

第 4 天：设置 "焦虑时间"

1. Amie M. Gordon et al.,"Bidirectional Links Between Social Rejection and Sleep," *Psychosomatic Medicine* 81, no. 8 (2019): 739-48, doi. org/10.1097/PSY.0000000000000669.

2. Ethan Kross et al., "Social Rejection Shares Somatosensory Representations with Physical Pain," *Proceedings of the National Academy of Sciences* 108, no. 15 (April 2011) 6270-75; doi.org/10.1073/pnas.1102693108.

3. G. W. Brown and T. O. Harris, *Social Origins of Depression: A Study of Psychiatric Disorder in Women* (New York: Free Press, 1978); Constance Hammen, "Stress and Depression," *Annual Review of Clinical Psychology* 1 (2005): 293-319, doi.org/10.1146/annurev.clinpsy.1.102803.143938.

4. Sally S. Dickerson and Margaret E. Kemeny, "Acute Stressors and Cortisol Responses: A Theoretical Integration and Synthesis of Laboratory Research," *Psychological Bulletin* 130, no. 3 (May 2004): 355-91, doi.org/10.1037/00332909.130.3.355; Sally S. Dickerson, Tara L. Gruenewald, and Margaret EKemeny, "When the Social Self Is Threatened: Shame, Physiology, and Health," *Journal of Personality* 72, no. 6 (December 2004): 1191-1216, doi.org/10.1111/j.1467-6494.2004.00295.x.

5. Gordon et al., "Bidirectional Links Between Social Rejection and Sleep."

6. Sofia Pappa et al., "Prevalence of Depression, Anxiety, and Insomnia Among Healthcare Workers During the COVID-19 Pandemic: A Systematic Reviewand Meta-Analysis," *Brain, Behavior, and Immunity*

88 (August 2020): 901-907, doi.org/10.1016/j.bbi.2020.05.026.

7. "Covid-19: Tracking the Impact on Media Consumption," Nielsen, June 16, 2020, www.nielsen.com/us/en/insights/article/2020/covid-19-tracking-theimpact-on-media-consumption/.

8. Michelle J. Sternthal, Natalie Slopen, and David R. Williams, "Racial Disparities in Health: How Much Does Stress Really Matter?", *Du Bois Review: Social Science Research on Race* 8, no. 1 (2011): 95-113, doi.org/10.1017/S1742058X11000087.

9. Amie M. Gordon et al., "Anticipated and Experienced Ethnic/Racial Discrimination and Sleep: A Longitudinal Study," *Personality & Social Psychology Bulletin* 46, no.12 (December 2020): 1724-35, doi.org/10,1177/0146167220928859.

第 5 天: 人非电脑, 不能立即关机

1. Rishi Sharma, Pradeep Sahota, and Mahesh M. Thakkar, "Melatonin Promotes Sleep in Mice by Inhibiting Orexin Neurons in the Perifornical Lateral Hypothalamus," *J Pineal Res*, 2018; 65:el2498.doi.org/10.1111/jpi.12498.

2. Anne-Marie Chang et al., "Evening Use of Light-Emitting EReaders Negatively Affects Sleep, Circadian Timing, and Next-Morning Alertness," *Proceedings of the National Academy of Sciences* 112, no. 4 (January 27, 2015): 1232-37, doi.org/10.1073/pnas.1418490112.

3. Adrian F. Ward et al., "Brain Drain: The Mere Presence of One's Own Smartphone Reduces Available Cognitive Capacity," *Journal of the Association for Consumer Research* 2, no. 2 (April1, 2017): 140-54, doi.org/10.1086/691462.

4. Dar Meshi, Diana I. Tamir, and Hauke R. Heekeren, "The Emerging Neuroscience of Social Media," *Trends in Cognitive Sciences* 19, no.12 (December1, 2015): 771-82, doi.org/10.1016/j.tics.2015.09.004.

5. Joao M. Castaldelli-Maia, Luis E. Segura, and Silvia S. Martins, "The Concerning Increasing Trend of Alcohol Beverage Sales in the U.S. During the COVID-19 Pandemic," *Alcohol* 96 (2021): 37-42, doi.org/10.1016/j.alcohol.2021.06.004.

6. Rachel R. Markwald et al., "Impact of Insufficient Sleep on Total Daily Energy Expenditure, Food Intake, and Weight Gain," *Proceedings of the National Academy of Sciences* 110, no. 14 (April 2, 2013): 5695-5700, doi.org/10.1073/pnas.1216951110; Yili Wu, Long Zhai, and Dongfeng Zhang, "Sleep Duration and Obesity Among Adults: A Meta-Analysis of Prospective Studies," *Sleep Medicine* 15, no. 12 (December 1, 2014): 1456-62, doi.org/10.1016i.sleep.2014.07.018.

7. Christopher M. Barnes et al., "You Wouldn't Like Me When I'm Sleepy': Leaders' Sleep, Daily Abusive Supervision, and Work Unit Engagement," *Academy of Management Journal* 58, no. 5 (October 1, 2015): 1419-37, doi.org/10.5465/amj.2013.1063; Christopher M. Barnes et al.,"Too Tired to Inspire or Be Inspired: Sleep Deprivation and Charismatic Leadership," *Journal of Applied Psychology* 101, no. 8 (August 2016): 1191-99, doi.org/10.1037apl0000123.

第 6 天：训练自己成为巴甫洛夫的狗

1. I.P.Pavlov, "New Researches on Conditioned Reflexes," *Science* 58, no.1506 (1923): 359-61, doi.org/10.1126/science.58,1506.359.

第 7 天：用"熬夜"治疗失眠

1. A. Roger Ekirch, "Sleep We Have Lost: Pre-industrial Slumber in the British Isles," *American Historical Review* 106, no. 2 (April 2001): 343-86, doi.org/10.1086/ahr/106.2.343.

2. Thomas Wehr, "In Short Photoperiods, Human Sleep Is Biphasic," *Journal of Sleep Research* 1, no. 2 (1992): 103-107, doi.org/10.1111/j.1365-2869.1992.tb00019.x.

3. Bryant Rousseau, "Napping in Public? In Japan, That's a Sign of Diligence," *New York Times*, December 16, 2006.

4. Guangsen Shi et al.,"Mutations in Metabotropic Glutamate Receptor 1 Contribute to Natural Short Sleep Trait," *Current Biology* 31, no. 1 (January 11,2021): 13-24.e4, doi.org/10.1016/j.cub.2020.09.071.